コメディカルのための
専門基礎分野テキスト

シリーズ監修

自治医科大学名誉教授　北村　諭
埼玉県立大学前学長　北川定謙

国際医療福祉大学教授　丸山仁司　編集

運動学

中外医学社

●執筆者一覧 （執筆順）

丸山 仁司	国際医療福祉大学保健学部理学療法学科教授
竹井 仁	首都大学東京理学療法学科准教授
解良 武士	日本医療科学大学リハビリテーション学科准教授
勝平 純司	国際医療福祉大学保健学部講師
齋藤 昭彦	杏林大学保健学部理学療法学科教授
安藤 正志	法政大学スポーツ健康学部教授
黒澤 和生	国際医療福祉大学小田原保健医療学部理学療法学科教授
西條 富美代	文京学院大学医療技術学部理学療法学科准教授
福井 勉	文京学院大学医療技術学部教授

まえがき

　運動学は，物理学（力学）の分野，スポーツの分野，医学の分野など多くの分野で重要な科目として位置づけられている．各分野により，内容が多少異なることが多い．特に，コ・メディカルである理学療法士，作業療法士，看護師，義肢装具士などにとって，コ・メディカルに対応した運動学テキストの必要性がいわれていた．

　運動学は，人体の構造と機能を運動の面から捉えた学問である．人間の運動，動作，行為に関係するコ・メディカルにとって，運動学は非常に重要な科目である．これらをマスターすることで，人間の観察，触診などにより，傷害の部位および原因，障害の状況把握が可能となる．痛みがある場合，筋が弱い場合，呼吸が乱れている場合などがあると，運動，動作などに異常を示す．この異常を観察，検査測定することにより原因の追究，治療方法などが決定される．そのためには，運動学が非常に重要である．歩き方がおかしい場合は，観察により，その原因を追究し，予測する．それを確認する意味で，筋力検査，関節可動域検査，四肢長の測定など必要な検査測定を行い，原因を探求する．その原因が判明すれば，対応策である治療方法が決定される．そのためには，観察の目，運動学的な検査測定が基本となる．

　運動学は，構造である解剖学と機能である生理学を基本として，運動との関係から生じる学問であることから，解剖学，生理学を理解することも必要である．本書では，必要な解剖学，生理学も加えながら，運動との関係をわかりやすく述べているので，理解しやすいのではないかと思う．運動学には，機能解剖学，運動生理学，運動心理学，発達的運動学，バイオメカニクスなどで構成され，本書でも幅広く執筆している．

　最後に，編集および出版にご協力いただきました，中外医学社の関係の皆様に感謝する．

　　　　　2004 年 10 月

　　　　　　　　　　　　　　　　　　　　　　　国際医療福祉大学　丸山仁司

目　次

I　運動学総論　　1

1. 運動の定義 〈丸山仁司〉1
   - A．運動学とは何か 1
   - B．運動学の基礎 1
2. 運動器の構造 〈竹井 仁〉5
   - A．骨 5
     1. 骨の数と種類 5
     2. 骨の基本構造 5
     3. 骨表面の特徴を表す用語 7
   - B．関節 8
     1. 骨の連結 8
     2. 関節の種類 11
     3. 連結部の血管と神経 13
     4. 関節運動学 14
   - C．皮膚と筋膜 15
     1. 筋膜の構造と機能 16
     2. 膠原線維と弾性線維 16
   - D．筋 17
     1. 骨格筋の機能と形状 17
     2. 骨格筋の微細構造 19
     3. 筋腱移行部（筋腱接合部） 23
     4. 骨格筋の筋収縮機序 23
     5. 骨格筋の神経と血管 26
     6. 筋線維の種類 28
     7. 筋収縮様式 30
     8. 筋の働き 32

- E．神経 …………………………………………………………………34
  - 1．中枢神経系 ………………………………………………………35
  - 2．末梢神経系 ………………………………………………………35
  - 3．体性神経系 ………………………………………………………36
  - 4．自律神経系（臓性神経系）………………………………………37
  - 5．脊髄反射機構 ……………………………………………………37
- F．呼吸 …………………………………………………………………41
  - 1．呼吸のメカニズム ………………………………………………42
  - 2．肺気量 ……………………………………………………………42
  - 3．呼吸の調節 ………………………………………………………43
  - 4．呼吸刺激と身体運動 ……………………………………………44
- G．循環 …………………………………………………………………44
  - 1．体循環 ……………………………………………………………44
  - 2．肺循環 ……………………………………………………………45
  - 3．運動と酸素輸送 …………………………………………………45
  - 4．運動による心臓循環系の変化 …………………………………47
- H．運動のエネルギー代謝 ……………………………………………47
  - 1．筋へのエネルギー供給の2つの機構 …………………………47
  - 2．熱量代謝 …………………………………………………………50
  - 3．人体エネルギー代謝量の測定 …………………………………50

3．運動の要素 ……………………………………………〈解良武士〉55
- A．筋力 …………………………………………………………………55
- B．筋持久力 ……………………………………………………………57
- C．筋パワー ……………………………………………………………58
- D．柔軟性（可動域）……………………………………………………59
- E．敏捷性 ………………………………………………………………59
- F．協調性 ………………………………………………………………61
- G．平衡性 ………………………………………………………………63
- H．全身持久力 …………………………………………………………65

4．運動のバイオメカニクス ……………………………〈勝平純司〉69
- A．運動の法則 …………………………………………………………69
  - 1．運動の第1法則（慣性の法則）…………………………………69

2．運動の第2法則（運動の法則） …………………………………69
　　3．運動の第3法則（作用反作用の法則） ……………………………71
　B．モーメント ………………………………………………………………72
　　1．力のモーメント ……………………………………………………72
　　2．テコにおける力のモーメント ……………………………………73
　　3．テコの種類 …………………………………………………………73
　C．仕事とエネルギー ………………………………………………………75
　　1．仕事とは ……………………………………………………………75
　　2．位置エネルギーと運動エネルギー ………………………………76
　　3．力学的エネルギーの保存 …………………………………………77
　　4．歩行時における力学的エネルギー ………………………………78

Ⅱ　部位別運動学　　81

1．上肢の運動学 …………………………………〈齋藤昭彦〉81
　A．肩甲帯と肩関節 …………………………………………………………81
　　1．構造 …………………………………………………………………81
　　2．機能（運動） ………………………………………………………87
　　3．障害（代表的な傷害と検査法など） ……………………………92
　B．肘関節 ……………………………………………………………………96
　　1．構造 …………………………………………………………………96
　　2．機能（運動） ……………………………………………………100
　　3．障害（代表的な傷害と検査法など） ……………………………104
　C．手関節と手指 …………………………………………………………104
　　1．構造 ………………………………………………………………104
　　2．機能（運動） ……………………………………………………106
　　3．障害（代表的な傷害と検査法など） ……………………………111

2．下肢の運動学 …………………………………〈安藤正志〉112
　A．下肢の骨格 ……………………………………………………………112
　B．下肢骨の連結 …………………………………………………………112
　C．骨盤 ……………………………………………………………………112
　　1．寛骨 ………………………………………………………………112
　　2．骨盤の指標 ………………………………………………………113

- D．股関節 …………………………………………………114
  - 1．股関節の構造 ………………………………114
  - 2．股関節の動き ………………………………116
  - 3．股関節の靱帯 ………………………………116
  - 4．股関節の筋 …………………………………119
- E．膝関節 …………………………………………………124
  - 1．下腿骨の主な名称 …………………………124
  - 2．膝関節の構造と機能 ………………………124
  - 3．膝関節の靱帯 ………………………………126
  - 4．膝関節の筋 …………………………………126
- F．足部の関節 ……………………………………………127
  - 1．足部の構造 …………………………………127
  - 2．足部の関節 …………………………………128
  - 3．足部の運動 …………………………………131
  - 4．足部の靱帯 …………………………………131
  - 5．足部の筋と働き ……………………………132
  - 6．足指の筋と働き ……………………………135
- G．足のアーチ ……………………………………………136
3．脊柱・胸郭の運動学 ……………………………………〈黒澤和生〉138
- A．頚椎 ……………………………………………………139
  - 1．構造 …………………………………………139
  - 2．機能 …………………………………………142
  - 3．障害 …………………………………………144
- B．胸椎 ……………………………………………………146
  - 1．構造 …………………………………………146
  - 2．機能 …………………………………………146
  - 3．障害 …………………………………………146
- C．腰椎 ……………………………………………………147
  - 1．構造 …………………………………………147
  - 2．機能 …………………………………………147
  - 3．障害 …………………………………………148

iv　目　次

D．胸郭（呼吸を含む） ……………………………………………148
　　　1．構造 ………………………………………………………148
　　　2．機能 ………………………………………………………151
　　　3．障害 ………………………………………………………153

Ⅲ 運動学応用　155

1．姿勢 ……………………………………………〈西條富美代〉155
　A．重心 ………………………………………………………………155
　B．姿勢の安定性 ……………………………………………………155
　　1．姿勢の安定性と力学的要因 ……………………………155
　　　2．姿勢制御機構 ……………………………………………156
　C．姿勢の特徴 ………………………………………………………157
　　　1．立体姿勢 …………………………………………………157
　　　2．坐位姿勢 …………………………………………………159
　D．姿勢 ………………………………………………………………159
　　　1．体位と構え ………………………………………………159
　　　2．姿勢の分類 ………………………………………………159
　　　3．よい姿勢と悪い姿勢 ……………………………………159

2．歩行 ………………………………………………〈丸山仁司〉163
　A．歩行の定義 ………………………………………………………163
　　　1．時間的な定義 ……………………………………………163
　　　2．空間的な定義 ……………………………………………164
　　　3．時間と空間の組み合わせ ………………………………164
　B．歩行分析 …………………………………………………………165
　C．正常歩行 …………………………………………………………166
　　　1．時間的変化 ………………………………………………166
　　　2．重心の移動 ………………………………………………166
　　　3．角度変化 …………………………………………………166
　　　4．歩行の決定要因 …………………………………………168
　　　5．床反力 ……………………………………………………168
　　　6．筋活動 ……………………………………………………168
　　　7．エネルギー代謝と効率 …………………………………170

- D．特殊な歩行 …………………………………………171
  - 1．小児 ……………………………………………171
  - 2．高齢者 …………………………………………171
- E．異常歩行 ……………………………………………171
  - 1．歩容による分類 ………………………………171
  - 2．疾患，症状などによる分類 …………………172
3．スポーツにおける動作 〈福井 勉〉173
  - A．コメディカルからみたスポーツ動作 ……………173
  - B．身体重心と足圧中心 ………………………………173
  - C．運動の始動と方向転換 ……………………………174
  - D．運動の終了 …………………………………………176
  - E．運動の反復 …………………………………………177
  - F．身体正中化 …………………………………………177

索 引 ………………………………………………180

第1章　運動学総論

1．運動の定義

A 運動学 kinesiology とは何か

a）運動とは何か

運動とは，物理的な運動，医学的な生物学的エネルギー，健康医学的なスポーツ，社会学的な社会運動などの意味がある．

運動学には，運動を時空間で記述するキネマチックスと運動を力の概念で説明するキネティックスがある．

b）運動，動作，行為

運動に関連したものに，運動 movement，動作 motion，行為 action がある．運動とは，姿勢 posture が時間的に連続して変化したもので，体位 position と構え attitude がある．動作はそれらの運動により行われる仕事 work，課題 task である．行為はその動作に社会文化的意味や意図がある行動をいう．

c）身体運動の要素

身体の運動要素には，柔軟性，筋力，瞬発力（ジャンプなど），筋持久力，全身持久力，敏捷性，平衡性（バランス），協調性がある．これらの要素は，骨，筋，神経，感覚，呼吸，循環，代謝など生理学的な能力が重要である．

d）運動学の分類

広義の運動学は以下のように分類される．

　　（1）機能解剖学
　　（2）運動生理学
　　（3）バイオメカニクス
　　（4）発達的運動学
　　（5）運動心理学

B 運動学の基礎

a）基本肢位

基本肢位には基本的立位肢位 fundamental standing position と解剖学的立位肢

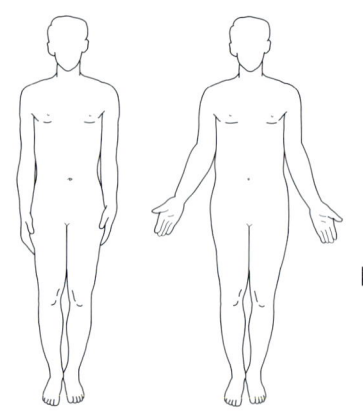

図1-1　基本肢位
左：基本的立位肢位
右：解剖学的立位肢位

位 anatomical standing position がある（図1-1）．基本的な相違は，手掌を前面に向けるか体側に向けるかである．

b）面と軸と運動

運動の面は，左右に2分する矢状面 sagittal plane，前後に2分する前額面 frontal plane，上下に2分する水平面 horizontal plane がある．

軸は，上下方向の軸である垂直軸 vertical axis，前後方向の軸である矢状軸 sagittal axis，左右方向の軸である前額軸 frontal axis がある（表1-1）．

c）関節運動の種類

関節運動の種類には，基本的に，屈曲 flexion，伸展 extension，外転 abduction，内転 adduction，外旋 external rotation，内旋 internal rotation がある（表1-2）．関節部位により，表現が異なる場合がある．たとえば，肘の前腕では，内旋，外旋ではなく，回内，回外と表現する．

d）関節の種類

1）関節軸による分類

関節の運動方向の種類により，1軸性関節，2軸性関節，多軸関節に分けられる．1軸性関節は1方向のみの運動で，指節間関節が代表であり，関節の種類として蝶番関節，ラセン関節，車軸関節がこれに当たる．2軸性関節

表1-1　軸と面と運動の関係

軸	方向	面	運動
垂直軸	上下	水平面	外旋，内旋
矢状軸	前後	前額面	外転，内転
前額軸	左右	矢状面	屈曲，伸展

表1-2　関節運動の種類

屈曲	Flex	矢状面，前額軸で体節同士が近づく（角度が小さくなる）．
伸展	Ext	矢状面，前額軸で体節同士が遠ざかる（角度が大きくなる）．
外転	Abd	前額面，矢状軸で身体の中心から遠ざかる．
内転	Add	前額面，矢状軸で身体の中心に近づく．
外旋	OutRot	水平面，垂直軸で前面が外側に向く．
内旋	InRot	水平面，垂直軸で前面が内側に向く．

表1-3　正常可動域

肩甲帯	屈曲 20°，伸展20°，挙上 20°，下制10°
肩関節	屈曲180°，伸展50°，外転180°，内転 0°，外旋60°，内旋80°
肘関節	屈曲145°，伸展 5°
前腕	回内 90°，回外90°
手関節	掌屈 90°，背屈70°，橈屈 25°，尺屈55°
母指CM関節	橈側外転60°，尺側内転0°，掌側外転90°，掌側内転0°
母指MP関節	屈曲 60°，伸展10°
母指IP関節	屈曲 80°，伸展10°
指MP関節	屈曲 90°，伸展45°
指PIP関節	屈曲100°，伸展 0°
指DIP関節	屈曲 80°，伸展 0°
股関節	屈曲125°，伸展15°，外転 45°，内転20°，外旋45°，内旋45°
膝関節	屈曲130°，伸展 0°
足関節	底屈 45°，背屈20°
足部	外反 20°，内反30°，外転 10°，内転20°
母指MP関節	屈曲 35°，伸展60°
母指IP関節	屈曲 60°，伸展 0°
足指MP関節	屈曲 35°，伸展40°
足指PIP関節	屈曲 35°，伸展 0°
足指DIP関節	屈曲 50°，伸展 0°
頚椎	前屈 60°，後屈50°，回旋 60°，側屈50°
胸腰椎	前屈 45°，後屈30°，回旋 40°，側屈50°

は2方向の運動で，手関節が代表で，関節の種類として，顆状関節，鞍関節がこれに当たる．多軸関節は3方向の運動で，関節の種類には球関節，臼状関節，平面関節，半関節がこれに当たる．

2）**自由度による分類**

　1方向のみの1軸性の運動を自由度1度，2方向の2軸性の運動を自由度

表 1-4 拘縮と強直の相違

	原因場所	組織別	起因	理学療法手段
拘縮	関節包外	皮膚性	熱傷後	伸張
		結合組織	皮下組織，靭帯，腱腱膜などの瘢痕化	持続的伸張
		筋性	固定，不動，廃用性萎縮 筋の瘢痕化，阻血性壊死 外傷	伸張，持続的伸張 Hold Relax
		神経性	痙性，弛緩性，反射性	持続的伸張，温熱，寒冷，装具
		関節性	滑膜，関節包，靭帯などの炎症または外傷	
強直	関節包内	線維性 骨性	持続的不動，関節結核 外傷性，炎症性， 全身性疾患，持続的不動	

2度，3方向の多軸の運動を自由度3度という．

e）関節の運動範囲

　正常の関節可動域は，個人，性別，年齢，習慣などにより異なる．可動域を制限する因子は，骨，軟部組織の介入，靭帯，筋の伸張などである．各関節と正常可動域を表1-3に示す．

　関節可動域の制限は，拘縮と強直がある．拘縮とは，関節包外の軟部組織に起因した制限であり，強直は関節包内の骨などに起因した制限である（表1-4）．

〈丸山仁司〉

2. 運動器の構造

　身体の生物学的最小構成単位は細胞であり，細胞は組織（上皮組織，支持組織，筋組織，神経組織）を，組織は器官を，器官は器官系（外皮系，骨格系，関節系，筋系，脈管系，神経系，内臓系）をなす．運動器とは通常は，骨，軟骨，関節，靱帯，腱，筋膜，筋などの運動に直接関与するものをさすが，実際には全身の器官系が直接，間接に関与する．

A 骨

　骨は集まって骨格を作り，関節とともに受動運動器を構成する．これは能動運動器である筋によって動かされる．骨の機能には，受動運動機能，支柱機能，保護機能，無機塩類の貯蔵機能，造血機能がある．

1. 骨の数と種類

　人体の骨格は，頭を含む体幹にある中軸性骨格，すなわち頭蓋23個，椎骨26個，胸郭25個と，四肢にある付属性骨格，すなわち上肢64（肩甲骨2個と鎖骨2個を含む），下肢62個（寛骨2個を含む）の総計200個の骨からなる．この数は年齢や個人の骨の癒合状態により異なる．骨はその形状によって，長骨，短骨，扁平骨，種子骨，不規則骨のほか，含気骨に分類される（図1-2）．

2. 骨の基本構造

a）骨の形態

　骨膜，骨質，骨髄，関節軟骨の4つの組織からなり，これに血管，神経，リンパ管が加わる．骨は外層から外骨膜，皮質（緻密質），海綿質，内骨膜からなり，骨幹部では中央に骨髄腔がある（図1-3a）．短骨と不規則骨の緻密質は長骨よりも薄く，明瞭な境界なしに海綿質に移行する．扁平骨は2層の硬い緻密質にはさまれて，薄い海綿質が存在する．

b）骨の血管と神経

　動脈は骨膜から骨に入る．骨膜動脈は，硬い緻密質に多数の点から進入する．骨の中心では1本の栄養動脈が緻密質を斜めに貫いて，海綿質と骨髄に血液を送る．骨幹端動脈と骨端動脈は，骨の両端に血液を送る（図1-3b）．緻密質ではハバース管の中を血管が縦に走り，フォルクマン管は骨膜動脈と栄養動脈の血液供給路を

図1-2 骨の種類

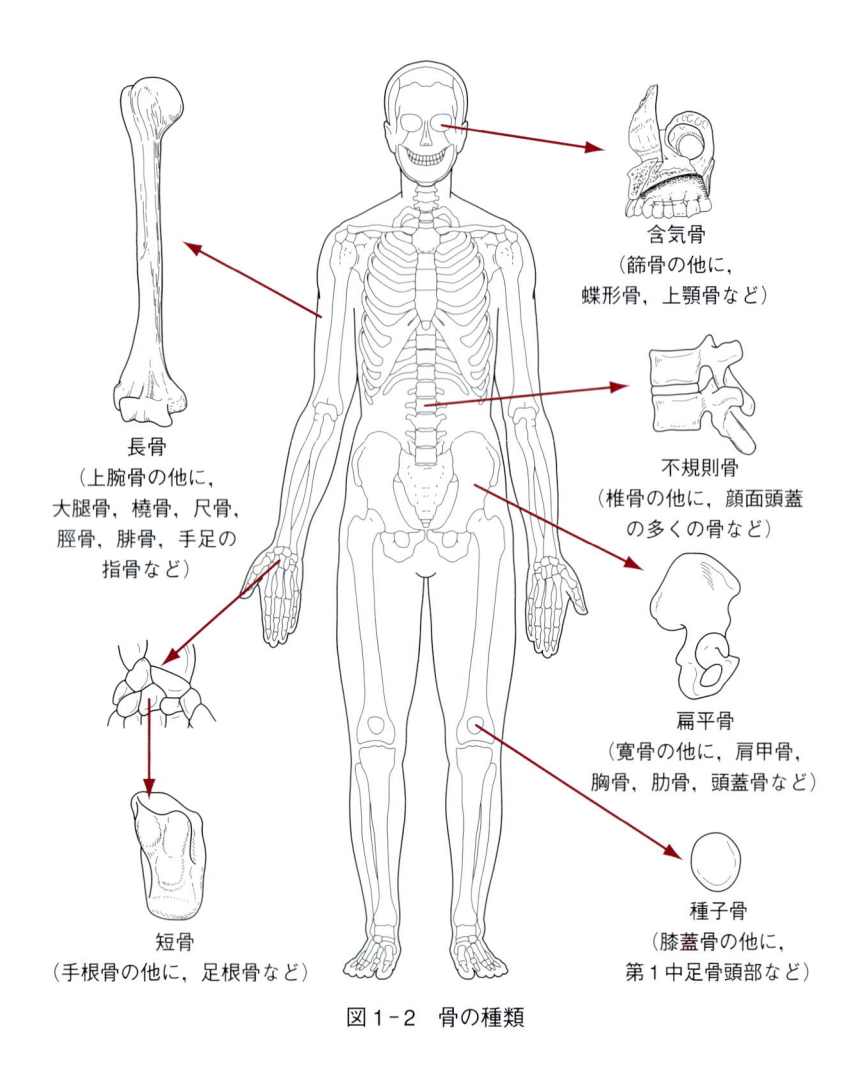

長骨
(上腕骨の他に，大腿骨，橈骨，尺骨，脛骨，腓骨，手足の指骨など)

含気骨
(篩骨の他に，蝶形骨，上顎骨など)

不規則骨
(椎骨の他に，顔面頭蓋の多くの骨など)

扁平骨
(寛骨の他に，肩甲骨，胸骨，肋骨，頭蓋骨など)

種子骨
(膝蓋骨の他に，第1中足骨頭部など)

短骨
(手根骨の他に，足根骨など)

互いにつなぐ．管中には神経やリンパ管も走行する．ハバース管を中心とする層板構造を緻密質の1つの単位として骨単位という（図1-3c）．静脈は動脈に伴行し，関節端近くの孔を通って出ていく．

神経は血管に伴って骨に分布する．骨膜には骨膜神経とよばれる感覚神経が豊富で，その一部は痛みを伝達する．骨の内部では，血管運動神経が血管の収縮と拡張を行う．

c）骨へのストレス

骨へは，外的な負荷や筋自体による内的な負荷など，様々なストレス（圧迫，伸

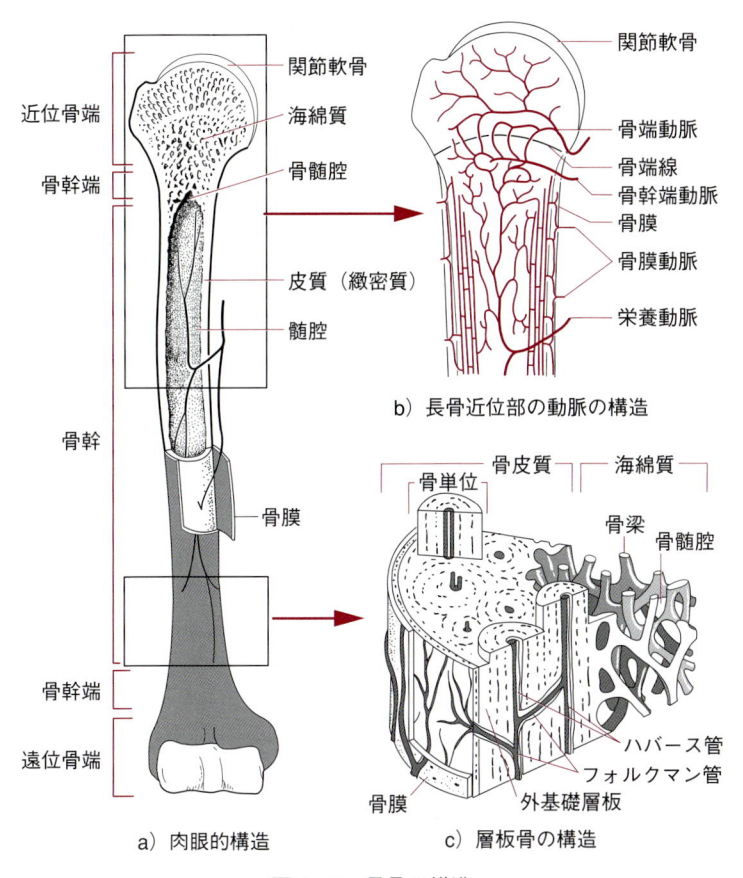

図1-3 長骨の構造

a) 肉眼的構造
b) 長骨近位部の動脈の構造
c) 層板骨の構造

張, 剪断, ねじれ, 屈曲など)がかかる. 骨の内腔は軽量化には貢献しているが, 剪断, ねじれ, 屈曲に対する抵抗力は少ない. 長骨の海綿質の小柱(骨梁)は, 骨端に加わる負荷や張力に対応するような走行配列をとり, 力学的に優れた適応構築を示す(図1-4a). 短骨と不規則骨も軽量ではあるが, 海綿質の小柱は力学的に強固である(図1-4b). 扁平骨の海綿質は骨の軽量化とともに力学的に緩衝作用をもつ.

3. 骨表面の特徴を表す用語

骨に凹凸部があるときには, 必ず腱, 靱帯, 筋膜などが付着している. それらの骨の様々な目印や特徴には名前がついており, それぞれ機能的意義をもつ. 骨の突

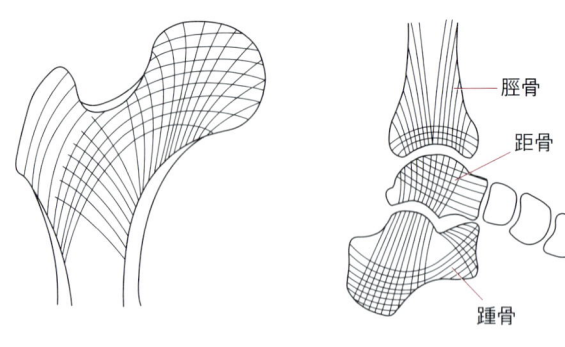

a）大腿骨上部　　　　　　　b）脛骨下端，距骨，踵骨

図1-4　骨小柱の構築

出部は主として筋（腱），靱帯の付着部となり，陥凹部は主として神経や血管の通路となる（表1-5）．

B 関　節

1．骨の連結
　骨の連結（広義の関節）は，関節包はもたず不動性（可動性があってもきわめて小さい）の不動結合と，関節包をもつ滑膜関節である可動結合（狭義の関節）とに大別される．
a）不動結合
　　1）線維性の連結（靱帯結合・縫合）
　　　線維性結合組織が索状を呈する場合は骨間靱帯（例：前・後脛腓靱帯による脛腓靱帯結合）といい，広い膜状を呈するときは骨間膜（例：下腿や前腕）という．
　　　縫合は頭蓋骨間にみられ，わずかな結合組織により線状に連結している．縫合の形によって鋸状縫合，鱗状縫合，直線縫合に分類できる．
　　2）軟骨性の連結
　　　硝子軟骨結合（例：胸骨と第1肋骨間の結合，頭蓋底における骨の連結など）と線維軟骨結合（例：椎間円板や恥骨結合）に分類される．
　　3）骨性の連結
　　　最も強固な連結で，成長終了後の腸骨・坐骨・恥骨からなる寛骨や長骨の骨端と骨幹を結合している．

表1-5 骨表面の特徴を表す用語

名称	特徴	例
1. 突出部		
①隆起 protuberance	やや丸みをもった突出部	外後頭隆起
②棘 spine	先のとがった突出部	肩甲棘
③突起 process	著しい突出	烏口突起，棘突起
④頭 caput	骨端にある大きな丸み	上腕骨頭
⑤小頭 capitulum	骨端にある小さな丸み	上腕骨小頭，腓骨小頭
⑥転子 trochanter	大きな太い盛り上がり	大腿骨大転子
⑦結節 tubercle	骨の盛り上がり	大結節，坐骨結節
⑧顆 condyle	丸い関節面	大腿骨外側顆
⑨上顆 epicondyle	顆の上方のでっぱり	上腕骨外側上顆
⑩果 malleolus	丸い突起	腓骨外果，脛骨内果
⑪粗面 tuberositas	やや隆起し表面がザラザラしている部	肋骨粗面，三角筋粗面
⑫線 line	幅がせまく，低い隆起線	ヒラメ筋線
⑬稜 crest	ある程度の厚みや幅をもった稜線状部	腸骨稜
⑭櫛 pecten	線状の隆起で線よりも強い	恥骨櫛
⑮角 angle	骨の角度がかわるところ	肩甲骨上角，肋骨角
2. 陥凹部		
①孔 foramen	血管，神経，靱帯などが通る開口部	大後頭孔，閉鎖孔
②窩 fossa	中空のあるいはくぼんだ領域	大転子窩，棘下窩
③切痕 incisura	骨のへりの切れ込み	大坐骨切痕
④道 meatus	骨内部にある長い通路	外耳道
⑤裂 fissure	骨と骨の間にできる裂け目	下眼窩裂
⑥溝 sulcus	せまく長いくぼみ	橈骨神経溝
3. その他		
面 facies（例：下腿の下面），板 lamina（例：椎弓板），翼 ala（例：腸骨翼）枝 ramus（例：坐骨枝），縁 margo（例：肩甲骨内側縁）		

b）可動結合（滑膜関節）

関節には，①動き（可動性），②固定：静的な安定機構（靱帯など）と動的な安定機構（筋・筋膜など），③動きのセンサー（関節包や靱帯には感覚受容器が豊富）としての機能がある．関節は以下の構成要素からなる．

1）関節体・関節面

関節は少なくとも2つの関節体からなる（図1-5）．関節体の表面は，1〜5mm程度の平滑な硝子軟骨でおおわれ，関節軟骨は中央部ほど厚い．関節軟骨の栄養は，滑液と滑膜の毛細血管からの拡散によって行われる．

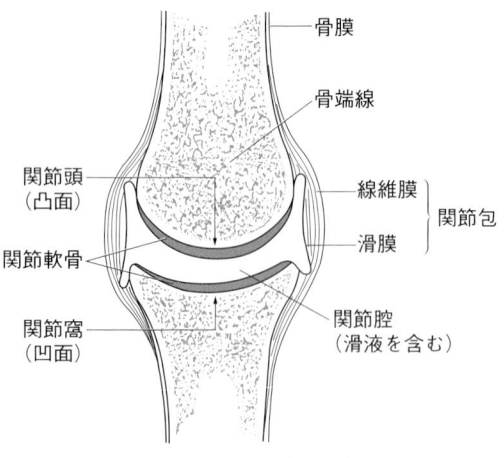

図1-5 滑膜関節の構造

2）関節包
　関節をつくる骨の骨膜は互いに連続して，関節腔を包む強靱な関節包となる（図1-5）．関節包外層の線維膜は膠原線維からなり，強い支持性がある．最内層の滑膜は表層の滑膜細胞と，弾性線維・血管・神経を含む固有層からなり，血管に富む結合組織は潤滑物質の滑液を産生する．滑膜には，しばしば関節腔内に滑膜ヒダと滑膜絨毛がみられる．

3）関節腔
　関節腔は，滑液で満たされた閉鎖された領域である．滑液は関節の運動を円滑にする．滑液の粘度はヒアルロン酸の含量によるが，温度が低いほど滑液は粘稠となり動きが悪くなる．滑液内の代謝産物としての老廃物は，毛細血管やリンパ管を通って排泄される．

4）関節の特殊装置
　関節頭と関節窩の適合が不十分な場合には，膠原線維の多い線維軟骨性の関節円板や関節半月が適合を補う．円板（例：顎関節，胸鎖関節，尺骨下端）は関節腔を完全に，半月（例：膝関節）は不完全に分ける．これらは動きの誘導機能ももつ．関節唇（例：肩関節，股関節）は軟骨細胞の散在する膠原線維からなり，関節窩の深さを補い，関節の動きにつれて移動したり変形する．

　滑液包は滑膜に似た，内面が滑膜性の膜で閉じた薄い大小の袋である．骨や靱帯の隆起部を越える筋や腱の滑走を助け，その位置によって皮下・筋下・腱下滑液包とよばれる．

靱帯は関節包を補強する紐状の結合組織線維束で，腱と同様に弾性線維に乏しいが，靱帯の一部（項靱帯や黄色靱帯）には大量の弾性線維を含む．また，靱帯は腱ほど整然とは並ばない．靱帯はその機能に従って，関節包のための補強靱帯，運動を一定の方向に導く指示靱帯，運動を制限する抑制靱帯などとよばれる．靱帯は一般に関節包の外面にあるが（関節外靱帯），時には大腿骨頭靱帯のように関節腔内にある（関節内靱帯）．

2．関節の種類

a）軸による分類

1軸性，2軸性，多軸性に分類できる．2軸性関節は，2つの軸を組み合わせることで分回し運動が可能となる．

b）自由度による分類

両関節体の可動性によって，運動自由度が1度，2度，3度に分類できる．

c）関節体の数による分類

関節包に包まれた関節体が2個のものを単関節，関節包のなかに3個以上の関節体があるものを複関節（例：肘関節）という．

d）関節面の形状による分類

関節面の形状により以下の分類がある（図1-6）．各形状における関節の例を表1-6に示す．

1）蝶番関節

蝶番関節は軸が横方向にあり，凹面関節体と凸面関節体とからなる．しばしば凹面関節体には稜状の隆起がみられ，この隆起は凸面関節体の溝にはまりこむ．

2）車軸関節

車軸関節は凸面をなす円柱状の関節体とそれに適応した凹面の関節体がある．栓状の関節では円柱状の関節体は凹面の関節体のなかで回転する．これに対し車輪状の関節では凹面の関節体が凸面の関節体のまわりを動く．

3）顆状関節/楕円関節

顆状関節は球関節に似るが，靱帯と筋の抑制により回旋運動が困難なため2軸性である．楕円関節は卵円形の関節面あるいは顆が，楕円形の関節窩におさまり，多軸性だが主軸は2つである．複合運動として回旋が可能である．

4）鞍関節

鞍関節は2つの鞍状の関節体からなり，どちらの関節体にも凹面と凸面をなす彎曲がみられる．この関節は多軸性ではあるが主軸は2つである．

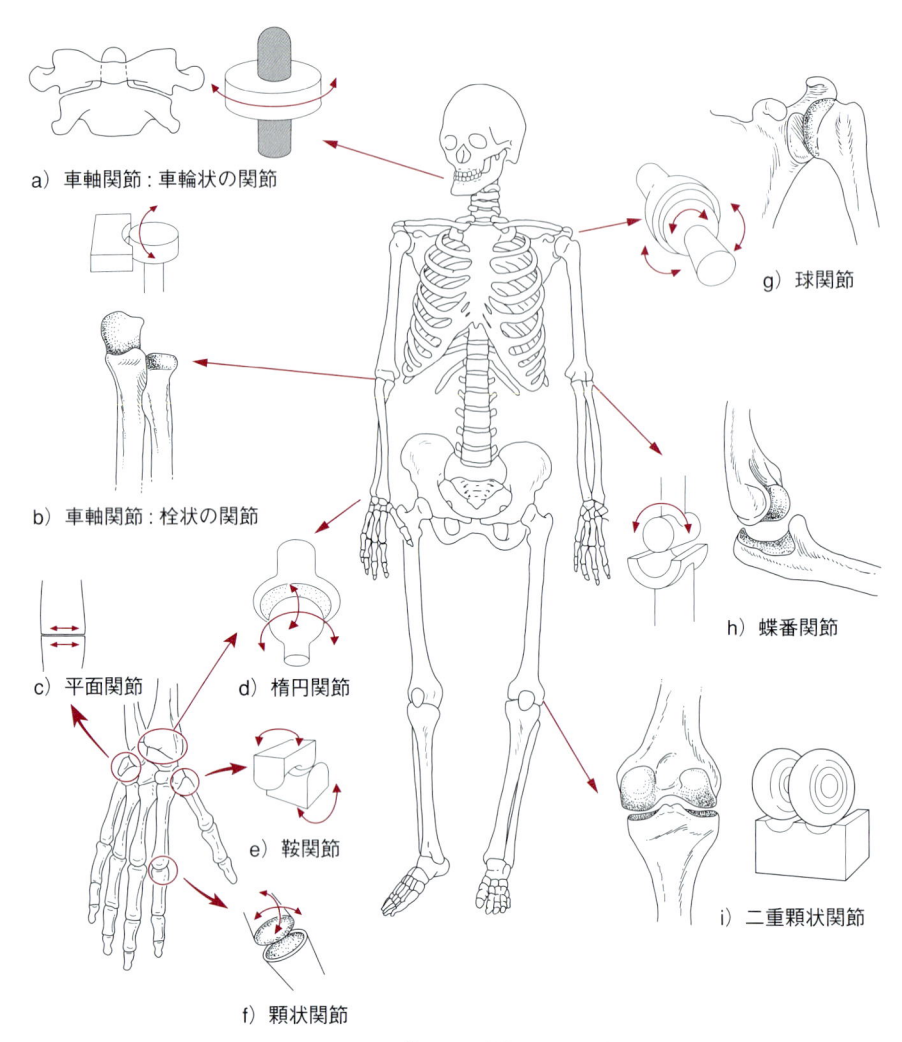

図1-6 関節面の形状による分類
a) 車軸関節：車輪状の関節（正中環軸関節），b) 車軸関節：栓状の関節（上橈尺関節），c) 平面関節（手根骨近位列の関節），d) 楕円関節（橈骨手根関節），e) 鞍関節（母指手根中手関節），f) 顆状関節（中手指節関節），g) 球関節（肩関節），h) 蝶番関節（腕尺関節），i) 二重顆状関節（膝関節）

5）平面関節

2つの並行する平面，または一方がわずかに凸彎し他方が凹彎する面でつくられ，滑り運動が可能である．両者の運動は関節周囲の靱帯や骨の突起で

表 1-6 関節面の形状による分類

形状	軸	例
蝶番関節	1軸性	指節間関節
らせん関節	1軸性	腕尺関節，距腿関節
車軸関節	1軸性	栓状（上橈尺関節），車輪状（正中環軸関節，下橈尺関節）
顆状関節	2軸性	中手指節関節（母指中手指節関節は蝶番関節様），中足指節関節，顎関節，膝関節の二重顆状関節，環椎後頭関節
楕円関節	2軸性	橈骨手根関節
鞍関節	2軸性	母指手根中手関節，胸鎖関節，踵立方関節（不完全な鞍関節）
平面関節	多軸性	外側環軸関節，肋骨頭関節，肋横突関節，胸肋関節，椎間関節，肩鎖関節，手根骨近位列の関節，手根骨遠位列の関節，母指以外の手根中手関節，膝蓋大腿関節，脛腓関節，距骨と舟状骨の関節を除いた足根間関節
半関節	多軸性	仙腸関節
球関節	多軸性	肩関節，腕橈関節 有頭骨・有鉤骨と舟状骨・月状骨との関節も一種の球関節
臼状関節	多軸性	股関節

制約される．

　6）球（臼状）関節

　　球関節は多軸性で，関節窩と関節頭をもっている．球関節の1異型に臼状関節があり，この関節では関節窩が関節頭の赤道を越えてすっぽりはまっている．

e）その他の分類

　異なった関節が互いに組み合わさって働くときに，強制的連携関節と協力的連携関節に分類できる．前者の例として，上および下橈尺関節における回内・回外運動時の組み合わせがある．後者は，数個の関節にわたる1つまたはそれ以上の筋の働きによって作用を発揮するもので，たとえば手指の屈筋による手および指の関節の屈曲への連携である．

3．連結部の血管と神経

　関節では，関節軟骨・関節円板などは血管を欠くが，関節包は周囲の動脈から豊富な血管支配を受ける．交通静脈が動脈に伴行し，動脈と同様に関節包，特に滑膜に分布する．

　神経は関節包・靱帯に豊富に分布し，神経終末は関節包の中にある．主として痛

表 1-7 関節の神経受容器

形式	形態	神経線維	分布と機能
Type Ⅰ	ルフィニ小体様	有髄(Ⅱ) 6〜9μm	静的および動的な機械的受容器で, 表層の線維性の関節包に存在し, 閾値が低く順応が遅い. 関節の位置と運動を感知, 運動の速度と方向に反応する.
Type Ⅱ	層状でパチニ小体様	有髄(Ⅱ, Ⅲ) 9〜12μm	動的な機械的受容器で, 深層の線維性の関節包と関節の脂肪に存在し, 閾値が低く順応が速い. 運動と圧力の変化に敏感, 関節の速い運動と振動, 関節包の横方向のストレスに反応する.
Type Ⅲ	ゴルジ腱器官様	有髄(Ⅰb) 13〜17μm	機械的受容器で, 靱帯や腱に存在し, 閾値が高く順応が非常に遅い. 周囲の筋活動を反射的に抑制して関節に過剰なストレスが加わるのを防ぎ, 運動にブレーキをかける.
Type Ⅳ	自由神経終末, 神経叢	有髄(Ⅲ) 2〜5μm 無髄(Ⅳ) <2μm	侵害受容器で, 線維性関節包の全域, 関節の血管壁, 関節の脂肪に存在し, 痛みで興奮するが閾値は高い. 脊髄後角にある機械的受容器は, 正常な場合わずかな刺激で反応する. 過剰な関節の運動を感知, 変形時の機械的刺激や化学的刺激により関節痛の信号を出す.

覚線維と深部痛覚の知覚線維であるが, 自律神経線維（血管運動神経）もある. 関節に作用する筋を支配する神経は, その付着をおおう皮膚と関節にも分布する（ヒルトンの法則）.

　関節からの主な感覚は, 固有覚である. 関節の内部や周辺には神経受容器が分布しており, 関節の位置や運動, 関節包への機械的ストレスを感知している（表1-7）. 滑膜は比較的に無感覚であるが, 痛覚の神経線維は関節包と靱帯の中に多数存在する.

4. 関節運動学

　運動学は, 基本軸と移動軸の変位を表す骨運動学と, 滑膜関節の面と面との動き

a）凹の法則　　　　　　　b）凸の法則

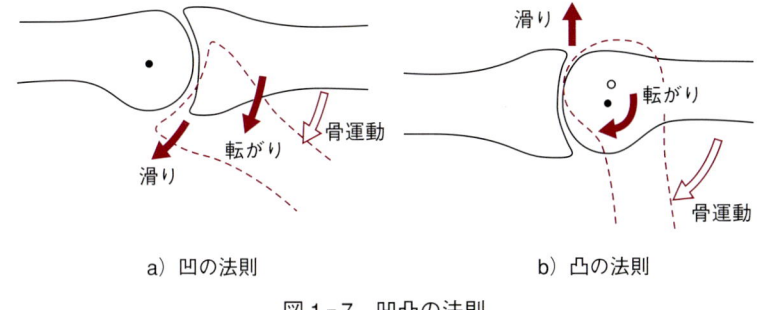

図1-7　凹凸の法則

を表す関節運動学に大別できる．関節が正常な可動域を運動するためには，関節包がゆるみ，関節内や周囲組織の運動が必要となる．このような関節包内で生じる運動は副運動とよばれ，構成運動と関節の遊び joint play に大別できる．

a）副運動

構成運動は，自動的・他動的な運動を行っている場合に，骨運動に伴って関節包内で生じる．一方，関節の遊びは，筋が完全にリラックスした状態で関節のゆるみの位置で他動的にのみおこる関節面の動きをいう．副運動には滑り，回転，離開，圧迫，転がりがある．

b）ゆるみの位置

たとえば，膝関節では25°屈曲位にて関節面の接触が少なくなり（ゆるみの位置 loose packed position），完全伸展・脛骨外旋位にて関節面の接触が最大となる（しまりの位置 close packed position）．関節のゆるみの位置としまりの位置は，各関節で異なる．

c）凹凸の法則

構成運動においては，関節面の形状により，滑りの方向が決まっている．運動する関節面が凸の場合，関節面の滑りは骨の角運動と反対の方向に生じ（凸の法則），運動する関節面が凹の場合，関節面の滑りは骨の角運動と同じ方向に生じる（凹の法則）（図1-7）．

C 皮膚と筋膜

皮膚は，身体の最大の器官であり，表皮と真皮からなり，その下には筋膜がある（図1-8）．皮膚の役割は，①傷害および液体の喪失から保護する（例：小さな熱傷），②汗腺と血管による体温調節，③表層の神経とその感覚終末による感覚である．

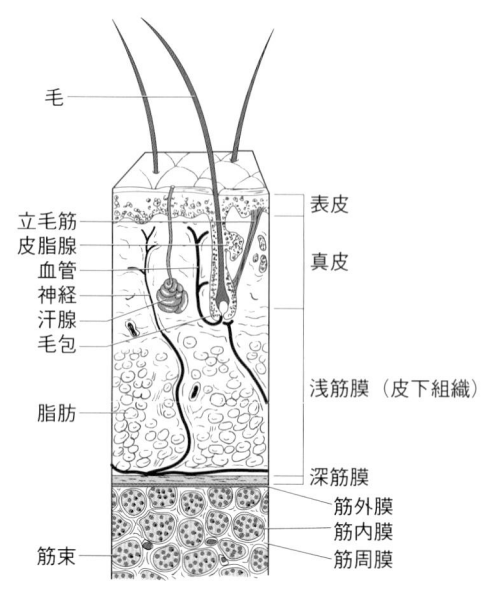

図1-8 皮膚と皮下組織の構造

1. 筋膜の構造と機能
　筋膜は，全身に連なる三次元的に連続した組織であり，身体をおおっている．
a）浅筋膜（皮下組織）
　真皮と深筋膜のあいだの浅筋膜はゆるい結合組織と脂肪からなり，汗腺，血管，リンパ管，皮神経を含む．皮膚は多くの方向に動かすことができ，このずれの大部分を浅筋膜の表面が引き受けている．浅筋膜は強い伸長にもよく耐え，あらゆる方向へ滑らせることができる．また，液またはその他の代謝産物を蓄積する潜在的スペースにもなっている．
b）深筋膜
　狭義の筋膜である深筋膜は交織密性結合組織からなり，ふつう筋外膜によってゆるく筋と結合しているため，筋と深筋膜との間の滑動性は大きい．深筋膜は筋の保護とともに，筋収縮の際に隣の筋や他の構造物との間に摩擦が生じないように運動を円滑にする．また筋の表面を強く包んで，筋収縮時に筋腹が膨れすぎないように筋をしめる．さらに血管，神経，リンパ管を支持する他に，それらを通過させている．

2. 膠原線維と弾性線維
　筋膜は，膜に強度と形態を与える膠原線維と，柔軟性と伸張性と形態記憶性を与

える弾性線維からなる．これらは，姿勢と運動のコントロールにとって重要な要素となっている．

a）膠原線維の構造と機能

膠原線維はコラーゲンという白い独特の輝きをもつ蛋白質からなる．膠原線維の最も重要な機能は組織の構築の支持である．大きな引っ張りの強さが要求される部分に豊富で，軟らかく屈伸自在で，外部から加えられる力を抵抗なく受け入れる．

b）弾性線維の構造と機能

弾性線維はエラスチンという黄色の蛋白質からなり，つねに膠原線維と交錯して存在している．弾性線維はゴムに似ており，元の 2.5 倍まで伸張するが，力が去れば元に復元する．弾性線維の伸張は，ランダムコイル状のエラスチン分子の伸び縮みによっておこる．

c）膠原線維と弾性線維の伸張

普段は膠原線維は弾性線維の収縮力によって波状に縮められている．組織が伸張されると弾性線維の弾力がこれに応じ，膠原線維は波状が直線状に変化するだけで線維自体の伸張はほとんどない．膠原線維が伸びきると，組織はそれ以上引き伸ばされない．

D 筋

筋線維（筋細胞）は収縮によって内部の器官を含め身体の諸部分を動かす．筋には骨格筋，心筋，平滑筋の 3 つの型がある．筋肉の基本成分は骨格筋細胞であり，通常筋線維とよばれる．骨格筋と心筋の筋線維は，筋原線維に横紋があることから横紋筋ともよばれる．

1．骨格筋の機能と形状

人体には約 650 個の筋があり，体重の半分近くを占める．筋は骨につくほかに，関節包，皮膚，内臓壁などにもつく．骨格筋の名称のほとんどはいくつかの指標に基づく（表 1-8）．

a）骨格筋の機能

骨格筋の多くは，意思によって制御できることからしばしば随意筋とよばれる．骨格筋には 5 つの基本的な性質がある（表 1-9）．また，筋にはいくつかの補助装置がある（表 1-10）．

b）筋の起始・停止

筋の両端は腱となって骨に付着する．起始は筋の近位端がついているところで，多くの場合，筋収縮の際に固定されている．停止は筋の遠位端がつき，筋の収縮で

表1-8　骨格筋の名称

1．筋の位置
　　　上腕筋，大胸筋，棘上筋，前脛骨筋，側頭筋など
2．筋線維の走行
　　　腹直筋，腹横筋，外腹斜筋など
3．筋の働き
　　　〜屈筋，〜伸筋など
4．筋の大きさや長さ
　　　大殿筋，小殿筋，長腓骨筋，短腓骨筋など
5．筋の形
　　　三角筋は三角，僧帽筋はカトリックの高僧の帽子，前鋸筋は鋸（ノコギリ）
6．筋頭の数
　　　上腕二頭筋，上腕三頭筋，大腿二頭筋，下腿三頭筋，大腿四頭筋など
7．筋の付着部位
　　　胸鎖乳突筋，肩甲舌骨筋など

表1-9　骨格筋の基本的性質

1．体型，シルエット（外形），表情の形成
2．興奮性があり，神経の刺激に反応する．
3．収縮する性質があり，自ら縮むことができる．
　①身体の能動運動：走る，コップをもつなど．
　②姿勢の保持：立位，坐位など．
　③熱の産生：筋肉運動に用いられるエネルギーの45％が筋収縮に使われ，残り55％から熱が生産される．全身の体熱の約85％が筋で生産される．
　④筋ポンプ：筋内の静脈やリンパ管には弁があるので，筋収縮によって圧されて一方向のみに流れ，循環系の還流を促進する．
4．伸張性があり，筋自身が引き伸ばされる．
5．弾力性があり，収縮・伸張後は元の長さに戻る．

動く．

c）筋の形状

　筋束（複数の筋線維の集まり）の形状とそれが腱に付着する方法には差異がある（図1-9）．筋が長くて筋束が比較的少ない筋は，運動は大きいが力は弱い．一方，半羽状筋はその腱に沿って多数の筋束が配列していて，力は強いが運動は小さい．

表1-10 筋の作用を効果的に発揮するための補助装置

1. 腱 tendon
   筋の張力を骨の限られた領域に伝達する場合に使われる強靱線維性結合組織
2. 筋膜 muscle fascia
   筋の表面を包む線維性の結合組織で，筋を保護し，収縮を制限する
3. 支帯 retinaculum
   線維性結合組織で，多くの腱の浮き上がりを防止する
4. 滑液包 synovial bursa
   腱が骨や他の腱と強く接する場所での摩擦の軽減
5. 腱鞘 tendon sheath
   激しい動きによる摩擦の防止
6. 筋滑車 trochlea
   腱の走行方向を転換するための装置
7. 種子骨 sesamoid bone
   腱が骨の突出部を越えて走行するとき，その部位の摩擦に抵抗するための小骨

2. 骨格筋の微細構造

a）筋外膜，筋周膜，筋内膜

筋膜の下では，筋外膜（外筋周膜あるいは筋上膜）が筋腹を包む（図1-10a）．筋外膜は内部に向かって分派して，弾力性のある薄い筋周膜（内筋周膜）となり，筋を多数の筋束に区分する．筋周膜には比較的大きな血管，神経線維，線維芽細胞，筋紡錘なども含まれている．筋周膜はさらに分かれて，薄い結合組織性の筋内膜となり，個々の筋線維を鞘状に包み込む．筋内膜には毛細血管が分布する．筋の両端では筋外膜は筋周膜や筋内膜とともに筋膜を形成し，腱に移行して通常は骨に停止する．

b）筋線維（筋細胞）

筋内膜の内側には基底膜と形質膜（筋線維表面の細胞膜）からなる筋鞘があり，筋線維の筋形質を包んでいる（図1-10b）．筋形質の中には，収縮のためのエネルギー生成に関連するミトコンドリアやエネルギー源のグリコーゲンが他の細胞に比べて豊富に存在する．

筋線維は，直径10～150μm，長さ数cm～約30cmのきわめて長細い細胞である．1本の筋線維が1個の細胞であり，一般的な細胞とほぼ同様の構造である．しかし1本の筋線維に複数個の核をもち，他の細胞にはみられない横行小管と筋小胞体がある（図1-10b）．

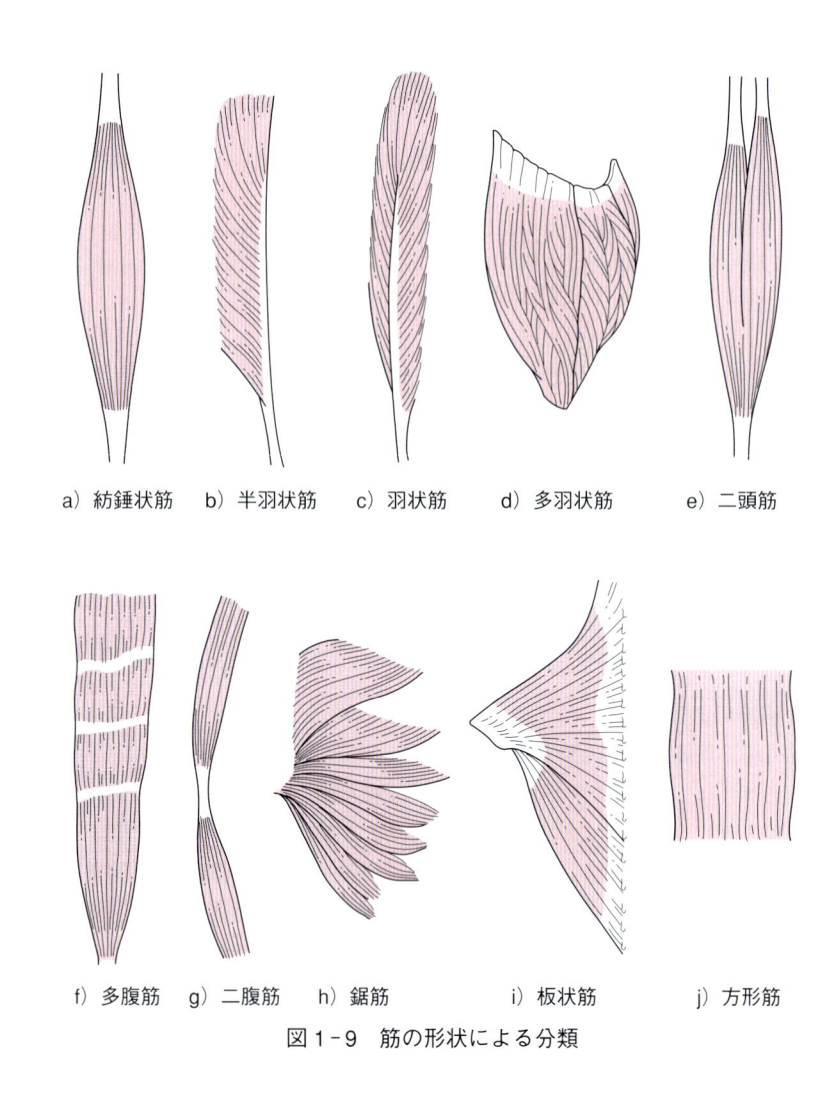

a）紡錘状筋　b）半羽状筋　c）羽状筋　d）多羽状筋　e）二頭筋

f）多腹筋　g）二腹筋　h）鋸筋　i）板状筋　j）方形筋

図1-9　筋の形状による分類

c）筋原線維

　筋線維内の筋原線維は，主にアクチンフィラメントとミオシンフィラメントから構成される直径約1〜2μmの束で，収縮能がある．表面には横紋がみられ，この繰り返し構造の一単位を筋節（筋の最小の機能的単位）とよび，筋節の仕切線をZ線（Z帯，Z盤）とよぶ．A帯（暗帯）はミオシンフィラメントの並列部分，I帯（明帯）はアクチンフィラメントのみの並列部分，H帯はミオシンフィラメントのみのやや明るい部分である（図1-10c）．横断面では，各フィラメントが整然と六角格子状に取り巻くよう配置されている．

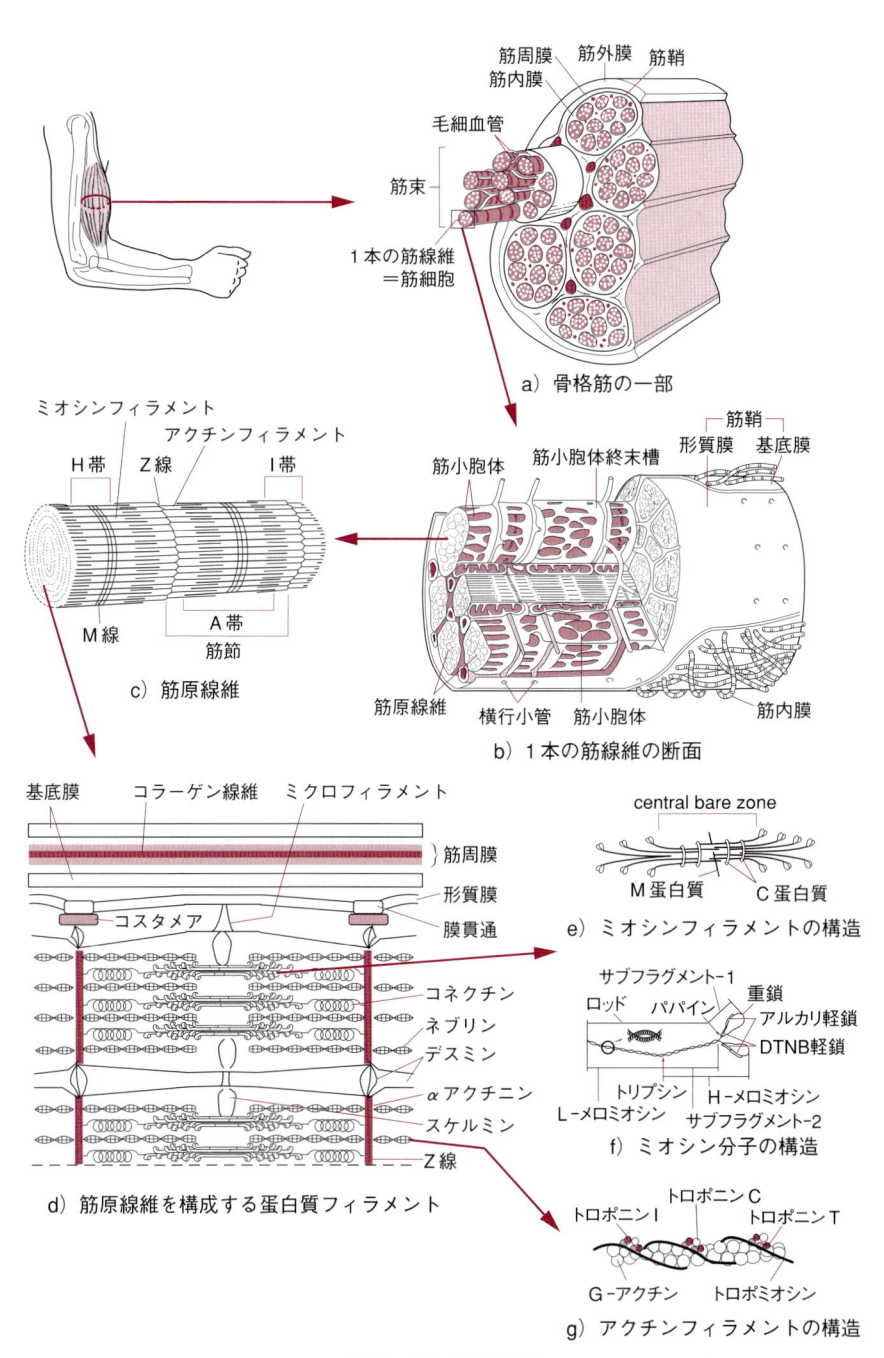

図 1-10 筋の構造

2. 運動器の構造　21

筋原線維を構成する蛋白質は，現在約40種のものが知られているが，主要なものは，収縮蛋白質であるミオシンやアクチン，非収縮性のコネクチン（1976年に丸山が命名）/タイチン（同時期にK. Wangが命名）/やネブリンなどである．

1）ミオシンフィラメントの構造

　ミオシンフィラメント（図1-10d）は，ゴルフクラブの形をしたミオシン分子数百個から構成され，筋節の中央部を境にして頭部が両端のZ線に向くように配列している．長さは約$1.6\mu m$，直径12nmで，中央部の$0.15\mu m$には分子頭部の突起がみられない（central bare zone）．ミオシン分子の尾部は中央から左右に7～9本のC蛋白質によって束ねられており，中央部にはM蛋白質からなる3～5本のM線がミオシンフィラメント同士を六角形格子状に結びつけている（図1-10e）．ミオシン1分子は，2つの頭をもった細長い形をしており，重鎖2本と軽鎖4本のサブユニットからなる6量体である（図1-10f）．

　また，コネクチンは，ミオシンフィラメントの先端をバネ状構造により弾性的にZ線に結びつけており（図1-10d），コネクチンの長さは筋の収縮や弛緩に応じて変化する．

2）アクチンフィラメントの構造

　アクチンフィラメントは，G-アクチンが数珠状に連結した二重らせん構造をもつ鎖，トロポミオシン，およびトロポニン複合体から構成されている細いフィラメント（直径7～8nm，長さ$1.0\mu m$）である．トロポニン複合体は，Ca^{2+}と結合するトロポニンC，収縮を抑制するトロポニンI，トロポミオシンと結合するトロポニンTからなる（図1-10g）．アクチンフィラメントは，αアクチニンなどによってZ線に固定されている（図1-10d）．

　また，Z線にはじまりアクチンフィラメントに沿ってネブリンという蛋白質が存在する（図1-10d）．ネブリンフィラメントはアクチン鎖の長さを決める定規として存在することにより，収縮を繰り返す2つのフィラメントの位置を保ち筋節構造を維持している．

3）他の蛋白質

　他の多くの細胞骨格をなす蛋白質が，筋節を中心としてネットワークを形成している．中間径フィラメントであるデスミンはZ線をはさんで二重構造をとり，筋原線維の周囲を囲み束ねると同時に筋節全体を縦横に束ねている（成熟骨格筋では，筋線維の長軸方向のデスミンはみられなくなる）．中間径フィラメントのスケルミンはM線の安定化に関与する．コスタメア構造は，筋原線維を細胞膜や細胞外マトリックスにZ線でつなげている．こ

れらは，細胞膜が収縮時に筋原線維から剥離するのを防いでいる（図1-10d）．

d）細胞外マトリックス

　細胞外マトリックスは個々の細胞の外側に存在する．特に，細胞の分化形質の維持・制御に関連する基底膜は重要である（図1-10d）．細胞外マトリックスは，筋線維，血管，神経線維などの周囲を固め保護すると同時に，筋の形状を維持する．また，コラーゲン線維は筋線維のような収縮はできないが，筋線維が収縮による能動的な強さを補償するのに対して，筋の受動的伸張に対する強さを補償しており，筋の弾性要素としての働きは大きい．

3．筋腱移行部（筋腱接合部）

　筋腱移行部とは筋と腱との境で，筋線維と腱のコラーゲン線維が交互に入り組んだひだ状の凹凸構造をなす．この構造は，筋線維で生じる力を腱に伝達する際に，互いの組織の接触面積を増加することで，単位あたりの機械的ストレスを分散するようになっている．

　腱は筋を骨につなぎとめる役割のほか，筋の側方や中央部を様々な長さで走行し，筋の外側縁に沿って筋線維を停止させる役割ももつ．腱は，筋出力を骨に伝える役割があるため，筋からかかる力と平行に配列し，引っ張り力に対しては大きな抵抗を示す．

4．骨格筋の筋収縮機序

　筋収縮は筋線維内に蓄えられた化学的エネルギー（アデノシン三リン酸：ATP）を機械的エネルギーに変換することで生じる．

a）興奮収縮連関

　以下の電気的興奮から機械的反応までの一連の反応を，興奮収縮連関とよぶ．

　　1）筋形質膜の電気的な興奮による脱分極

　　　骨格筋が収縮するには運動ニューロン（運動神経細胞）からの刺激が必要である（図1-11a）．運動ニューロンから筋線維への興奮の伝達は，運動神経線維末端の接合する運動終板（神経筋接合部）で行われる．運動神経線維末端にはシナプス小胞があり，中に化学的神経伝達物質であるアセチルコリン（ACh）を含んでいる．運動神経のインパルスが軸索終末部に達すると，終末部の脱分極によってAChが終末部から放出される（図1-11b）．

　　　脱分極性の終板電位が両側に活動電位を発生させて形質膜全体へ刺激が伝導され，そのインパルスが筋収縮をおこす．

a) 神経筋接合部

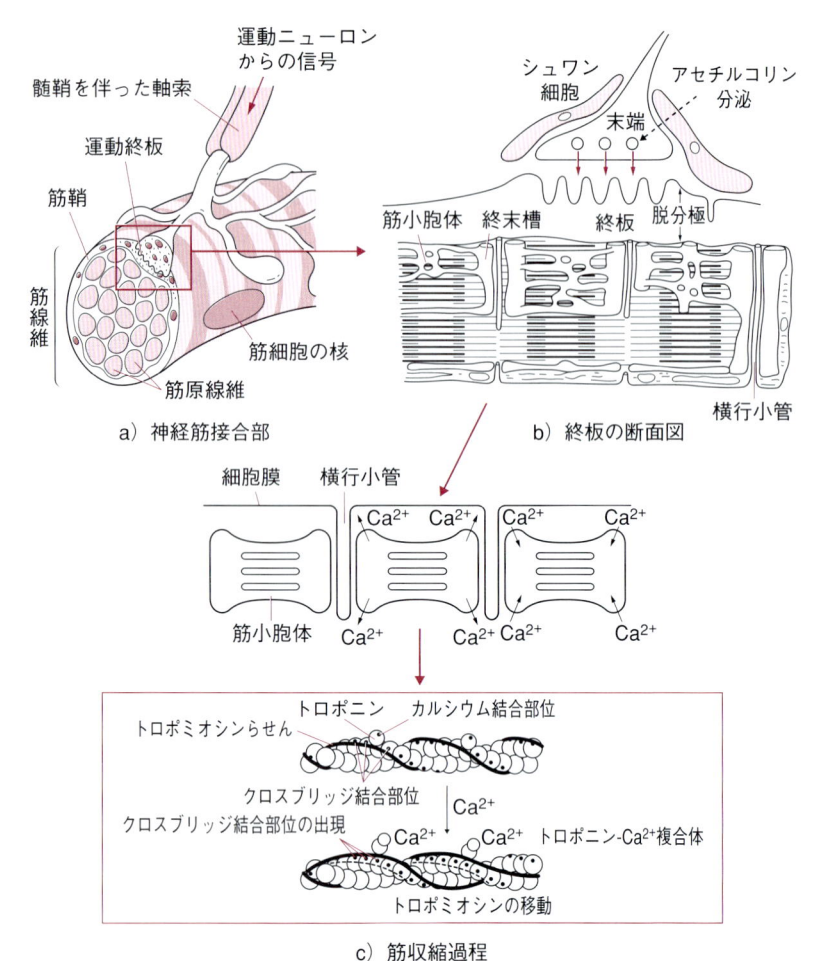

b) 終板の断面図

c) 筋収縮過程
（吉岡利忠監修. 分子の目でみた骨格筋の疲労. NAP; 2003. p.231.を一部改変）

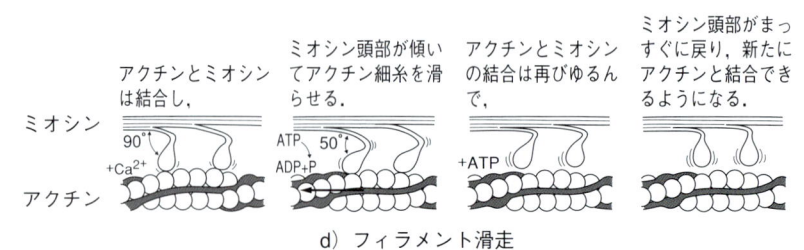

d) フィラメント滑走
（三木明徳監訳. からだの構造と機能. 西村書店. 1997. p.89.を一部改変）

図1-11 興奮収縮連関

2）横行小管の脱分極と筋小胞体からの Ca^{2+} の放出

　形質膜上を伝播した活動電位は，横行小管を伝わって筋線維深部へ導かれ，筋小胞体へ伝達されると筋小胞体の膜興奮をひきおこし，貯蔵していた Ca^{2+} を筋線維内へ放出する．

3）トロポニンCと Ca^{2+} との結合

　細胞内の Ca^{2+} がトロポミオシン鎖上にあるトロポニンCと結合すると，トロポミオシン鎖の位置がずれ，静止時にはおおわれているミオシン結合部が露出する（図1-11c）．

4）フィラメント滑走

　ミオシン各分子は大きな頭をもっていて，アクチンのミオシン結合部に結合して架橋 cross-bridge（アクトミオシン）ができる．ミオシンの頭部にはADP（アデノシン二リン酸）とPi（リン酸）がついていてこれらを離すとともにボートのオールのような格好で首が曲がって，アクチンフィラメントをたぐり込み滑走し，筋節は短くなる．次の瞬間，ミオシンの頭部にATPがつきミオシン頭部がアクチンから離れる．ミオシンはここでATPをADPとPiに分解し，曲がった首が元の角度にもどる（図1-11d）．

5）筋形質膜の再分極

　AChは，その後アセチルコリンエステラーゼにより速やかに分解され，筋形質膜は再分極へと向かい，筋線維は再び静止状態に戻る．AChの分解産物は軸索の末端で回収され，シナプス小胞の中で再びAChに合成され，小胞内に蓄えられて，次の収縮に備える．

6） Ca^{2+} の排出

　筋線維の興奮状態が静止状態に戻ると， Ca^{2+} はATPの分解エネルギーを使って筋小胞体に再び取り込まれ，筋線維は弛緩する．

b）ミオシンとアクチンの相互作用とAChの影響

　ATP濃度が低ければ収縮になり，高ければ弛緩となる．ATPが減少するとアクチンとミオシンが結合してミオシンの頭部が曲がったままとどまり，弛緩しなくなる．

　フィラメント滑走に際しては，負荷が小さいときには1ATPのエネルギーを小出しにして，何回もアクチンと結合解離を繰り返し長距離を速やかに滑走するのに対して，大きな負荷がかかるとATPのエネルギーを一挙に放出して大きな力を発揮する．

　また，シナプス間隙にAChが存在する限り筋線維は興奮し続けるが，運動神経を反復刺激すると放出されるAChの量が低下して疲労現象がおこり筋収縮がおこ

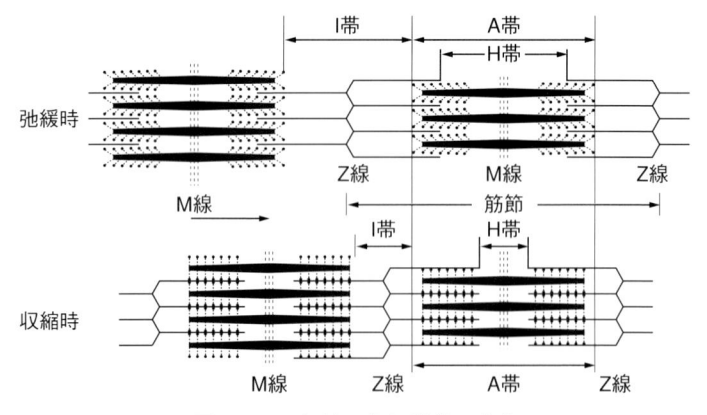

図1-12　収縮に伴う横紋の変化

らなくなる．

c) 収縮に伴う横紋の変化

　筋収縮時には各筋節の長さが短くなり，そのときI帯，H帯の幅は狭くなるがA帯の幅は変わらない（図1-12）．筋張力はミオシンフィラメントとアクチンフィラメントとの間の架橋の数，すなわち両フィラメントの重なり合う部分に比例する（図1-13）．

　また，紡錘状筋は筋線維の短縮によって解剖学的横断面積は大きくなるが，羽状筋は短縮によって筋束の傾斜角度が増加し，解剖学的横断面積や筋厚は変化しない（図1-14）．

5. 骨格筋の神経と血管

　筋に分布する神経は筋膜を貫いて進入して分岐する．進入部位は一般に筋の深側面のほぼ中央の辺縁近くにあり，運動点といわれる．神経は筋の収縮・弛緩によって機械的影響をほとんどうけない．神経には運動線維約60％と感覚線維約40％とが含まれる．他に，主として筋の血管に分布し，血流の調節に関係がある交感神経線維も含まれる．

a) 運動線維

　運動線維は，筋に収縮する命令を伝える遠心性線維で，前角細胞から出たα運動ニューロンの軸索はその終末で枝分かれし，複数の筋線維を神経支配する．1本の運動ニューロンとそれに支配される筋線維群を運動単位または神経筋単位という．

　1つの運動単位をつくる筋線維の数は筋によって異なる．1本の運動ニューロンが何個の筋線維を支配しているかを神経支配比という．一般に，眼筋や手などの精

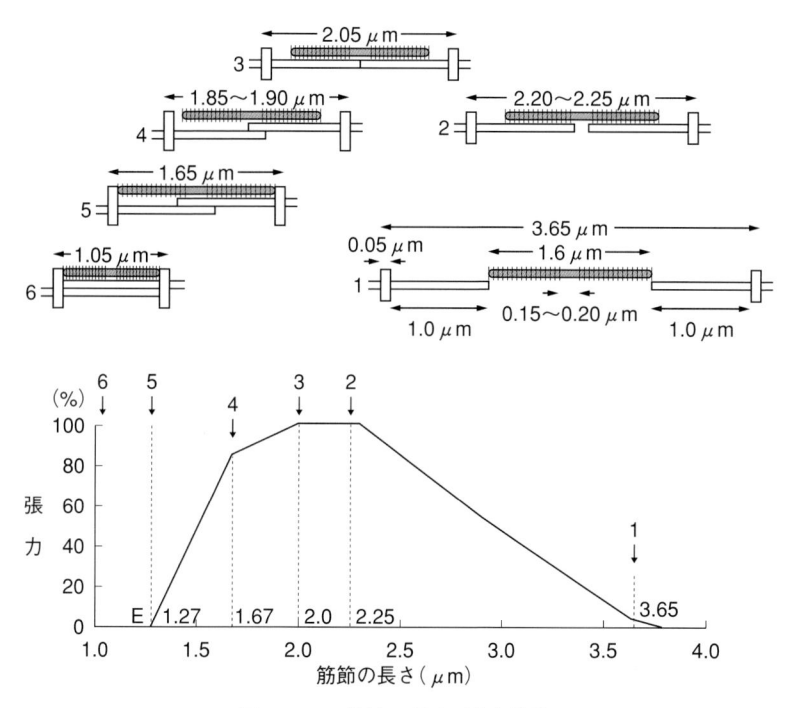

図1-13 筋節の長さ-張力曲線
(Gordon AM, Huxley AF, Julian FJ. The variation in isometric tension with sarcomere length in vertebrate muscle fibres. J Physiol 1966; 184: 170-92. を一部改変)

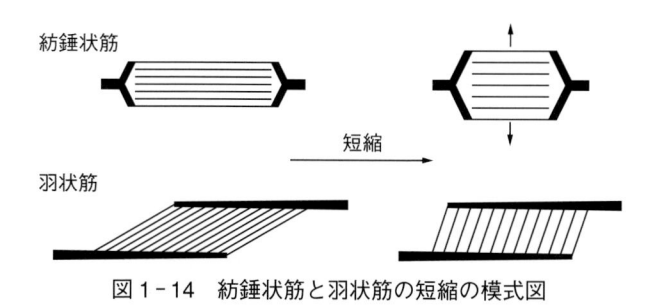

図1-14 紡錘状筋と羽状筋の短縮の模式図

密微妙な運動を行う筋では1本のニューロンが支配する筋線維の数は少ない（例：手筋では数個程度）ので，神経支配比は小さい．一方，大腿や体幹で粗大な運動を行う筋では1本のニューロンが支配する筋線維の数が多い（例：殿筋では約200個）

ので，神経支配比は大きい．
　運動は，活動する運動単位の数（動員 recruitment）が増えることによりおこる．筋収縮の程度は，活動している運動単位の発射頻度，活動する運動単位数および各運動単位の活動のタイミングの一致によっても変化する．
b）知覚線維
　知覚線維は，痛覚や筋線維の収縮・張力や受動的伸展などの深部感覚を筋から中枢神経系に伝える求心性線維である．深部感覚を受容する終末構造は筋紡錘や腱紡錘である．
c）骨格筋の血管
　動脈は神経に伴って進入し，分岐して毛細血管となる．毛細血管を通じて酸素や代謝産物の交換が行われる．血管の収縮や拡張は自律神経支配で生じる．運動によって生じた酸性代謝産物も毛細血管の拡張をうながす．弱～中等度の筋収縮も毛細血管の血流を増加するが，強収縮では筋内圧が増加して血流が遮断される．運動を継続すると毛細血管は増加する．

6．筋線維の種類

　筋線維の種類は，筋単位（筋線維群）あるいは運動単位の各特性により分類できる．
　筋単位の骨格筋細胞のタイプは，収縮特性から遅筋線維　slow twitch fiber（ST）と速筋線維　fast twitch fiber（FT）に分類できる．また，ヒトの場合にはミオシンのタイプ分類から前者を type Ⅰ線維，後者を type Ⅱ線維と分類し，酸化酵素活性による差から type Ⅱ線維を type Ⅱa 線維（FTa）と type Ⅱb 線維（FTb）に分類する．この3分類は，エネルギー代謝特性による SO 線維（slow-twitch oxidative fiber），FOG 線維（fast-twitch oxidative glycolytic fiber），FG 線維（fast-twitch glycolytic fiber）という分類とも対応する．
　運動単位では，発火特性，筋単位の収縮の速さおよび疲労耐性などによって，筋単位（筋線維群）と同様に S（slow-twitch），FR（fast-twitch fatigue resistant），FF（fast-twitch fatiguable）の3つに分類できる．S タイプは一定姿勢保持のときなどに活動し緊張性運動単位ともいわれ，FF タイプは緊急時の激運動で活動し相動性運動単位ともいわれる．なお，動物では，FF タイプが FI（fast-twitch intermediate）にも分けられ，4分類になる．
a）筋線維の3分類
　type Ⅰ線維（ST, SO, 赤筋, S タイプ）は有酸素性エネルギー獲得の能力が高く，姿勢保持筋など持続的収縮が必要な筋に多い．type Ⅱb 線維（FTb, FG, 白

表 1-11 代謝と収縮特性による骨格筋分類

筋単位による分類	type Ⅰ 線維	type Ⅱa 線維	type Ⅱb 線維
ATPの供給	酸化系酵素活性	解糖系酵素活性 酸化系酵素活性	解糖系酵素活性
グリコーゲン含有量	少ない	中間	多い
トリグリセライド	多い	中間	少ない
筋収縮に要するATP消費量	低い	中間	高い
毛細血管	密	密	粗
ミトコンドリア量	多い	多い	少ない
有酸素的なATP産生能力	高い	中間	低い
ATP産生に対する消費割合	低い	中間	高い
ミオシンATPase活性	低い	やや高い	高い
色（筋線維）	赤	中間	白
筋線維径	小	中間	大
運動単位による分類	Sタイプ	FRタイプ	FFタイプ
最大収縮速度	遅い	やや速い	速い
同速度での収縮力	小さい	中間	大きい
疲労	遅い	やや遅い	速い

筋，FFタイプ）は解糖系酵素活性が高く，筋小胞体が大きく発達し，細胞内のグリコーゲン貯留も多いことから無酸素性エネルギー代謝による作動に適し，すばやく大きな力発揮を必要とする筋に多い．type Ⅱa 線維（FTa，FOG，FRタイプ）は両線維の性質を有する．3つの線維の特徴を表 1-11 に示す．また，筋原線維が多ければ出力が高く，筋小胞体が多ければ高頻度で収縮でき，ミトコンドリアが多ければ有酸素的代謝が強くなる（図 1-15）．

b）サイズの原理（Hennemanらによる）

サイズの原理とは，小さな運動単位から大きな運動単位へと動員が進むことをさす．すなわち，力が小さければSタイプが，さらに強い収縮力が必要なときはFRタイプが追加動員され，最大収縮力発揮時においてはFFタイプが動員される．筋収縮力を低下するときはその逆の順番で動員は停止し，収縮力がなくなる直前までSタイプの運動単位は活動する．

ただし，皮膚刺激に端を発する反射行動のように速く動かなくてはならないときや，運動場面でもすばやい動きが優先されるときには，Fタイプの運動単位の動員が優先される．

c）筋線維組成（筋線維比率）

魚類，鳥類などでは筋全体が白色あるいは赤色の線維に区別できるものもあるが，

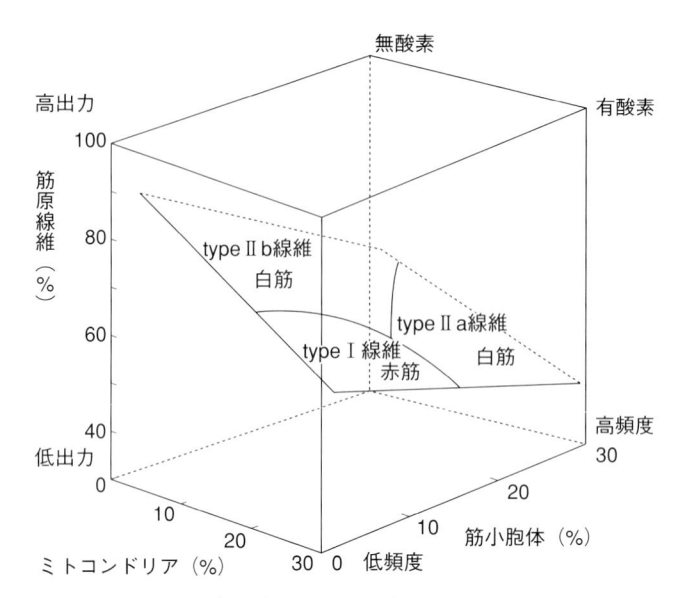

図1-15　骨格筋線維の収縮頻度に関係する3大要因
(Rome LC, Lindstedt SL. The quest for speed: Muscle built for high-frequency contractions. News Physiol Sci 1998; 13: 261-8.を一部改変)

ヒトでは両方の筋線維がひとつの筋に混在し，筋によりその筋線維組成が異なる．

　上肢では，三角筋はtype I 線維が多く，上腕二頭筋はほぼ中間，上腕三頭筋ではtype II 線維が多い．下肢では，ヒラメ筋はtype I 線維が多く，次に前脛骨筋，内側広筋深層部，腓腹筋と続き，外側広筋や大殿筋はほぼ中間で，内側広筋表層部はやや type II 線維が多く，大腿直筋はtype II 線維が多い．また，腹直筋はほぼ中間で，眼輪筋はtype II 線維が多い．ただし，運動歴や性別，遺伝的要因などで，個人差は大きい．

7．筋収縮様式
　筋収縮とは筋に張力が発生する状態で，とらえ方により3通りに分けられる．
a）静止性・求心性・遠心性
　　1）静止性収縮 static contraction
　　　筋長が変化しないで収縮する．四肢の重量や外部抵抗に抗して静止肢位を保持するときに生じる．例えば，水の入ったコップを空間に保持しているときである．等尺性収縮と同じである．

2）**求心性収縮** concentric contraction

筋長が短縮しながら収縮する．抵抗に打ち勝つ張力を発生する．たとえば，水の入ったコップをテーブルから持ち上げて口に運ぶ際の肘関節屈曲（上腕二頭筋など）である．

3）**遠心性収縮** eccentric contraction

筋長が延長しながら収縮する．筋張力が抵抗より小さいときに生じる．たとえば，水の入ったコップを口からテーブルにゆっくり置く動作（上腕二頭筋など）である．遠心性収縮の中でも，求心性収縮をもたらす努力に逆らって他動的に逆方向に力を加えたときの収縮をアイソリティック収縮 isolytic contraction ということもある．

b）**等尺性・等張性**

1）**等尺性収縮** isometric contraction

筋長が一定で収縮する．静止性収縮と同義語だが，静止性収縮のほうが広い意味をもつ．実際には，全体の筋長は変化しないようにみえても，筋は短縮する一方で腱は伸張し，筋腱連合体において収縮要素と弾性要素とを有機的に協調させている（図1-16a）．

2）**等張性収縮** isotonic contraction

筋張力が一定のままで収縮する（図1-16b）．ただし生体では，関節の動きが関与するため求心性収縮でも遠心性収縮でも筋張力はたえず変化しており，正確には等張性収縮はありえない．等張性収縮が動的収縮中の発揮張力が一定になる場合をさせば，動的収縮中の関節における角速度が一定になる場合を等速性収縮 isokinetic contraction という．

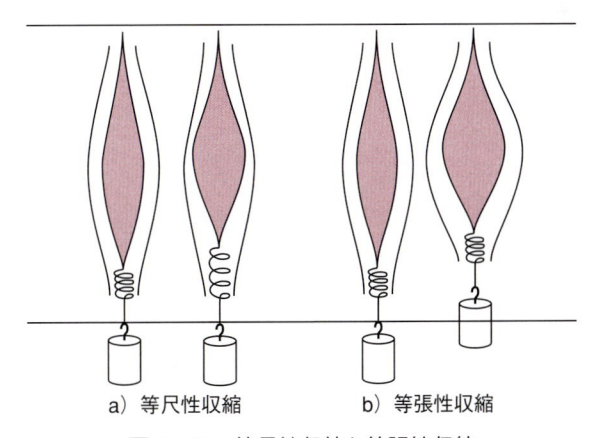

a）等尺性収縮　　　b）等張性収縮

図1-16　等尺性収縮と等張性収縮

c）緊張性（持続性）・相動性

1）緊張性収縮 tonic contraction

比較的弱い静止性収縮である．

2）相動性収縮 phasic contraction

急激な動きを伴う収縮である．求心性収縮に多くみられるが，遠心性収縮でもみられる．等張性収縮と同義語として使用されることもある．

8．筋の働き

a）動筋 agonist

動筋の中で，動作時に主に働く筋を主動筋といい，主動筋を助ける筋を補助動筋という．ただし，主動筋と補助動筋は明確な区別ができないこともある．2〜多関節筋は，一般に遠位関節の運動で主動筋となることが多い．たとえば，上腕二頭筋は肘関節の屈曲と肩関節の屈曲の働きがあるが，肘屈曲では主動筋となり，肩屈曲では補助動筋になる．

b）拮抗筋 antagonist

拮抗筋とは，主動筋と逆の働きをする筋である（図1-17）．主動筋が収縮すると，拮抗筋は急速に弛緩し，滑らかな動きを生み出す．また，膝伸展位で大腿四頭筋が最大収縮すると，拮抗筋にも同時に静止性収縮がみられることを同時収縮 co-contraction という．

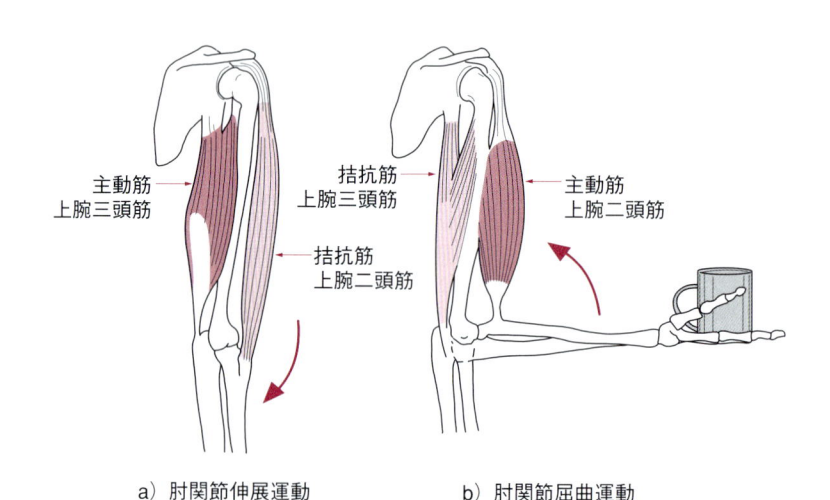

a）肘関節伸展運動　　b）肘関節屈曲運動

図1-17　動筋と拮抗筋の関係

c）固定筋 fixator（安定筋 stabilizer）

　固定筋は，関節運動を行うとき，この関節以外の関節や骨を静止性収縮で固定する筋である．四肢の遠位部で運動が起こる際には，近位部を静止性収縮で安定させる．

d）共同筋 synergist

　共同筋（協力筋）とは，広義ではひとつの運動に参加するすべての筋群をいう．

　　1）中和筋 neutralizer

　　　狭義の共同筋で，2つの筋がひとつの運動に作用するとき，拮抗する方向の力のベクトルが相殺，中和される．たとえば，体幹のまっすぐな屈曲時には，左右の外腹斜筋の体幹回旋作用は中和される．

　　2）連合作用 force-couples

　　　たとえば，立位において腹直筋は骨盤前面を上方に引き上げ，ハムストリングスは坐骨結節を下方へ引き下げる．これにより骨盤の後傾と腰部の平坦化が生じる．このような共同筋としての作用をフォースカップルという．

e）弛緩 relaxation

　筋に収縮がみられない状態が弛緩である．筋が弛緩していても筋の弾性による緊張がある．これをトーヌスという．弛緩した筋を他動的に伸張すると筋張力はさらに増大する．

f）逆作用 reversed action

　通常の求心性収縮によって生じる運動（例：コップを口に運ぶ際の上腕二頭筋）は遠位部が近位部に近づく．逆に近位部が遠位部に接近する運動（例：鉄棒懸垂運動時の上腕二頭筋）を筋の逆作用またはリバースアクション reversed action という．

g）習慣的機能の転倒 reverse of customary function

　大胸筋鎖骨部は習慣的には肩関節の屈曲，水平屈曲，内転，内旋に作用するが，肩関節が90°以上外転している場合には外転に作用する．また，梨状筋は股関節の外旋，外転に作用するが，股関節が90°以上屈曲した状態では内旋に作用する．このような作用の逆転を，習慣的機能の転倒という．

h）腱作用 tendon action

　手指を握った背屈位から手関節を他動的に掌屈すると，手指の伸筋が伸張されて手指が伸展する．逆に手指を伸ばした掌屈位から他動的に背屈すると，手指の屈筋が伸張されて手指が屈曲する．これらは腱作用とよばれる．

E 神 経

　神経系は，構造的には中枢神経系と末梢神経系に分けられ，機能的には意識的に制御できる体性神経系と意識的に制御できない自律神経系に分けられる．

　神経組織は，ニューロン（神経細胞）と支持細胞（グリア細胞）からなる（図1-18）．ニューロンは，細胞体とその突起である樹状突起および軸索からなり，それぞれインパルスを細胞体の方向および細胞体から離れる方向に伝えるが，興奮はそれぞれ一方向にしか伝わらない（一方向伝達）．一部の軸索周囲のミエリン鞘はインパルスの伝導速度を増加させる．神経インパルスは軸索を伝導され，シナプスを経由して他の神経細胞に伝達される．グリア細胞は，非興奮性の特殊な結合組織細胞で，神経細胞の支持と保護と栄養を行う．

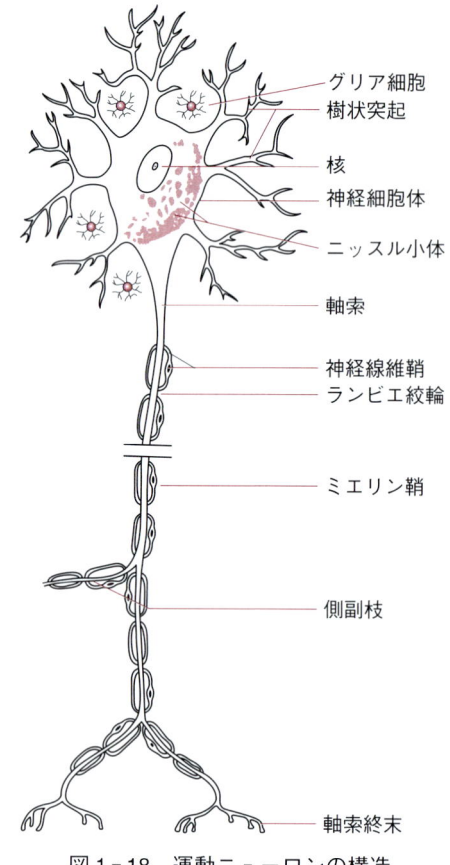

図1-18　運動ニューロンの構造

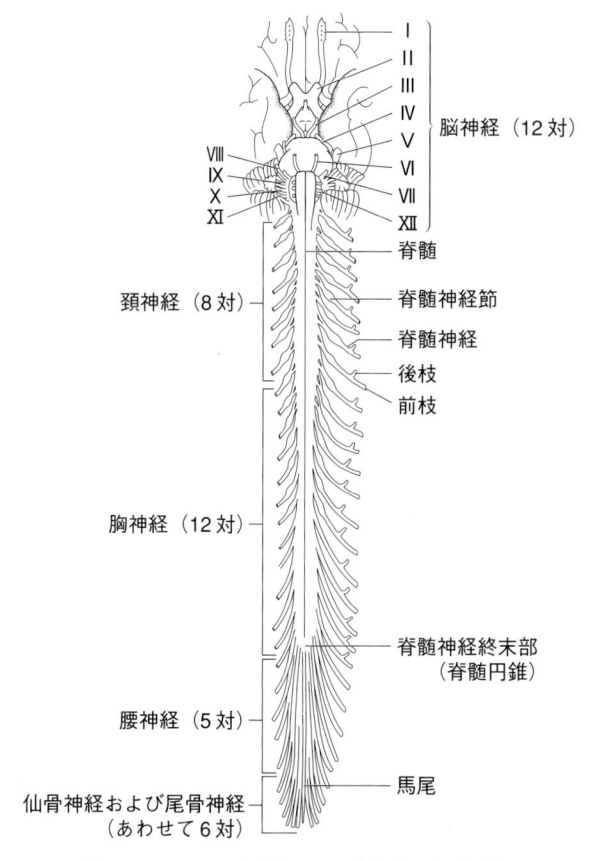

図1-19 脳と脳神経および脊髄と脊髄神経

1．中枢神経系 central nervous system（CNS）

　中枢神経系は脳と脊髄からなり（図1-19），脳脊髄液および髄膜（脳と脊髄を包む膜：硬膜，軟膜，クモ膜）によって保護される．中枢神経系は，入・出力の神経信号を統括し調整したり，思考や学習のような高次の精神機能を営む．中枢神経系には，伝導路という軸索の束がある．また，中枢神経の運動系は便宜的に錐体路系と錐体外路系に分けられる．

2．末梢神経系 peripheral nervous system（PNS）

　末梢神経系は，脳からの12対の脳神経および脊髄からの31対の脊髄神経からなる（図1-19）．脊髄神経は，例えば，脳⇌脊髄⇌坐骨神経⇌脛骨神経⇌

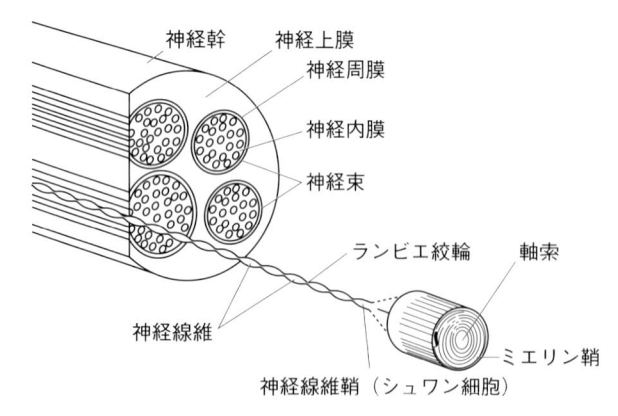

図1-20 神経線維の構造
（Westmoreland BF, Benarroch EE, et al. Medical neurosciences. In: An anatomy. Pathology and physiology by systems and levels. 3rd ed. Philadelphia: Lippincott Williams & Wilkins 1994. p 308. を一部改変）

足底神経と解剖学的名称は異なるものの，物理的には連続体としてとらえることができる．

　末梢神経の軸索の束を神経とよび，中枢神経系の外での神経細胞体の集まりを神経節とよび，神経の網工は神経叢とよぶ．末梢神経線維は，軸索，ミエリン鞘，および神経線維鞘（シュワン細胞）からなる．繊細な神経線維は，神経上膜・神経周膜・神経内膜の3種類の結合組織の被覆によって強化，保護されているため，強靱で弾力がある（図1-20）．

　脊髄神経は，脊髄の各分節から左右に前根と後根がでる．前根は主に脊髄の前角の神経細胞体からくる運動性（遠心性）線維を含む．後根は感覚性（求心性）線維を脊髄の後角まで運ぶ（図1-21）．後根および前根は，合体して脊髄神経を形成し，それが2本に分離して後枝と前枝になる．後枝と前枝はどちらも運動性と感覚性の神経を含む．後枝は神経線維を背中に送り，前枝は神経線維を四肢や体幹の前および外側域に送る．脊髄神経は成人では，ほぼ第2腰椎の高さ以下には脊髄はなく，前根と後根が走行する馬尾がある．

3．体性神経系

　中枢神経系と末梢神経系の体性部分からなる．感覚を脊髄に伝える体性感覚性線維には，皮膚からの痛覚，温度覚，触覚，圧覚などの外来性感覚や，筋，腱，関節

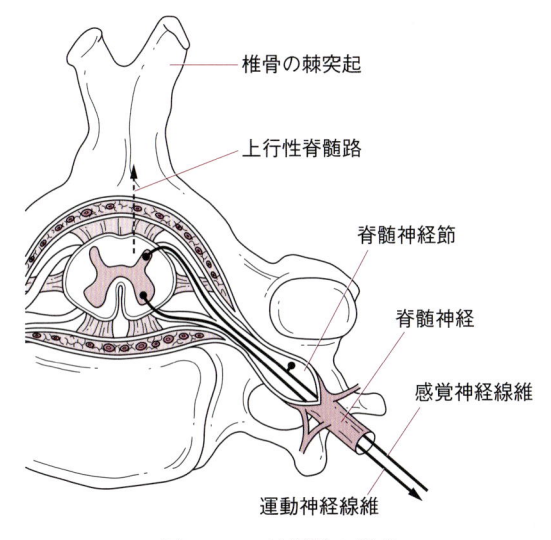

図 1-21　神経系の構成

から関節の位置ならびに腱と筋線維の緊張を伝える固有感覚がある．運動系に特に関係のある感覚受容器は深部感覚であり，関節受容器，筋紡錘，腱紡錘，皮膚の圧受容器などが関与する．体性運動性線維は，骨格筋に運動のインパルスを伝えて筋を収縮させ随意運動を行う．

4．自律神経系（臓性神経系）

　求心性神経と遠心性神経，および神経節からなる．臓性感覚性線維は，粘膜・腺・血管からの感覚を伝え，内臓の痛覚と自律神経反射の求心性要素にかかわる．臓性運動性線維は，心筋・平滑筋・腺にインパルスを伝える役目をする．自律神経系は2つの部分からなる．副交感神経系は安静時に働き，身体の資源を保存し回復する活動を刺激する．迷走神経はいちばん重要な副交感神経である．もう一つの交感神経系は緊急でストレスの強い状況下に働く．不安，怒り，精神的な緊張を伴い，心拍，血圧，発汗が増加し，瞳孔が拡大する．

5．脊髄反射機構

　反射 reflex とは，受容器の刺激によっておこった興奮が，中枢において意識とは無関係に変換されて効果器に伝えられ，反応がおこる現象である．構造的には，入力部（受容器，感覚神経），調節部（反射中枢），出力部（運動ニューロン，筋）に区分する．

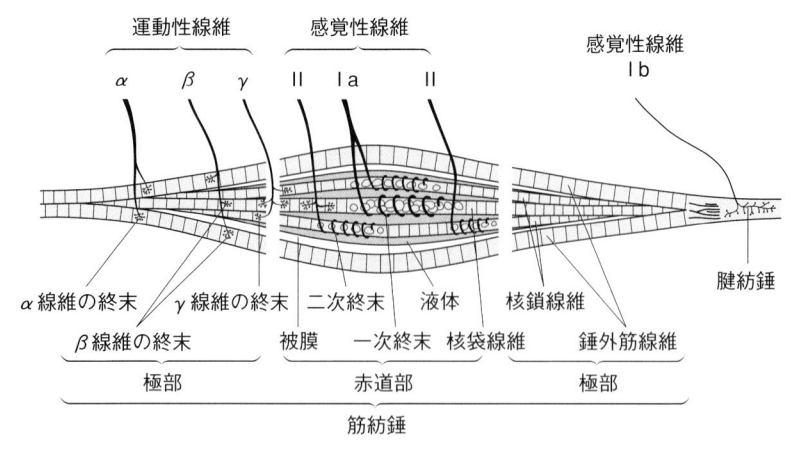

図1-22 筋紡錘と腱紡錘の模式図

　反射は，局所性姿勢反応（伸張反射，Ⅰb抑制，屈筋反射など）と体節性姿勢反応（交差性伸展反射，上下肢間反射などで）からなる脊髄反射と，全身性姿勢反応（緊張性頚反射，緊張性迷路反射および種々の立ち直り反射を含む）の3種類に分類できる．

a）筋紡錘と腱紡錘
　筋は，筋紡錘と腱紡錘の2種類の感覚器官をもつ．
　1）筋紡錘
　　筋紡錘は筋線維群の走行と並列に配置され，筋の長さおよびその変化の度合を感知する役割をもつ．1個の骨格筋（錘外筋線維）は，数十～数百個の筋紡錘をもつ．1個の筋紡錘は3～8本の横紋筋の一種の錘内筋線維（太い核袋線維と細い核鎖線維）からなる（図1-22）．一般に大きな筋ほど多数の筋紡錘を有するが，その密度は逆に骨間筋のように末端に近い筋ほど高く，筋紡錘の密度は神経支配比に逆比例する傾向にある．哺乳類では一般的に筋紡錘の数は出生時にほぼ成体の値に達しており，成長とともに長さは増加する．
　　中央部と隣接部に1次終末と2次終末という感覚受容器があり，それぞれをⅠa群線維とⅡ群線維の2種類の感覚神経線維が支配している．腱紡錘を発する感覚線維もⅠ群線維なので，便宜的に筋紡錘由来をⅠa，腱紡錘のそれをⅠbとよんで区別する．
　　筋紡錘の中央は非収縮性で受容器を含むが，両端は収縮性をもつ錘内筋線維になって錘外筋線維に結合する．両端の錘内筋線維は，錘内筋線維だけを

専門に制御するγ運動ニューロンと，錘外筋と錘内筋線維を1本の軸索分枝で同時に制御するβ運動ニューロンで支配されている．これらが活動すると両端部は短縮する．この力は微弱で筋張力としての効果はないが，筋紡錘受容器の緊張度を強めて感度を高める働きがある．

2）腱紡錘（ゴルジ腱器官）

腱にある数十個の腱紡錘は，筋線維に対して直列の配置をとり，筋収縮により生じる張力および筋の受動的伸展により腱にかかる張力を感知する張力受容器で，Ⅰb群線維の終末が多数分岐している（図1-22）．筋が受動的に伸展されると筋紡錘と腱紡錘ともにインパルスの発射がおこるが，筋の自動的収縮では腱器官のみにインパルスの発射がおこる．

b）反射回路（受容器から効果器官までのニューロン連鎖）

1）伸張反射

伸張反射は人間では唯一の単シナプス反射で，筋の受動的伸展→筋紡錘1次終末刺激→神経インパルスがⅠa群線維で伝導→軸索終末が脊髄前角で当該筋や協力筋を支配するα運動ニューロンを興奮→筋収縮をひきおこす（図1-23a）．腱反射は，腱を介して筋紡錘が伸張される伸張反射の一種である．反射は筋長を一定にする方向に働き，抗重力筋で著明に反応がみられる．最近では，このⅠa群線維による単シナプス反射に加えて多シナプス反射の関与，さらにはⅡ群線維，脳幹・大脳を含む長軸反射の関与も主張されている．

2）Ⅰa抑制（相反性抑制）

伸張反射は，一方では同時に拮抗筋に抑制ニューロンを介して結合する（Ⅰa抑制）（図1-23b）．このような当該筋および共同筋と拮抗筋に対しての興奮・抑制の相反する神経結合を相反性神経支配という．自動運動の際にⅠa抑制が働かなければ，動筋の収縮により拮抗筋には伸張反射による収縮を生じ，目的とする動きが妨げられることになる．つまり，ある動筋の収縮は反射性にその拮抗筋を抑制し弛緩することで動きを円滑にする．

3）Ⅰb抑制（自己抑制）

腱紡錘の閾値は筋紡錘の閾値よりも高い．そのため，極度に伸張→腱紡錘が興奮→求心性インパルスがⅠb群線維を通って脊髄に到達→抑制性介在ニューロンを興奮→当該筋の筋活動は抑制されて弛緩する（図1-23c）．Ⅰb抑制は，筋が強い伸展を受けて傷害をおこすような強い反射性収縮を抑制し筋を保護する作用をもつ．なお，Ⅰb群線維の活動は拮抗筋のα運動ニューロンには促進作用をもつ．また，typeⅠ線維を支配する運動ニューロンは，typeⅡ線維支配の運動ニューロンよりもⅠb抑制を強く受ける．

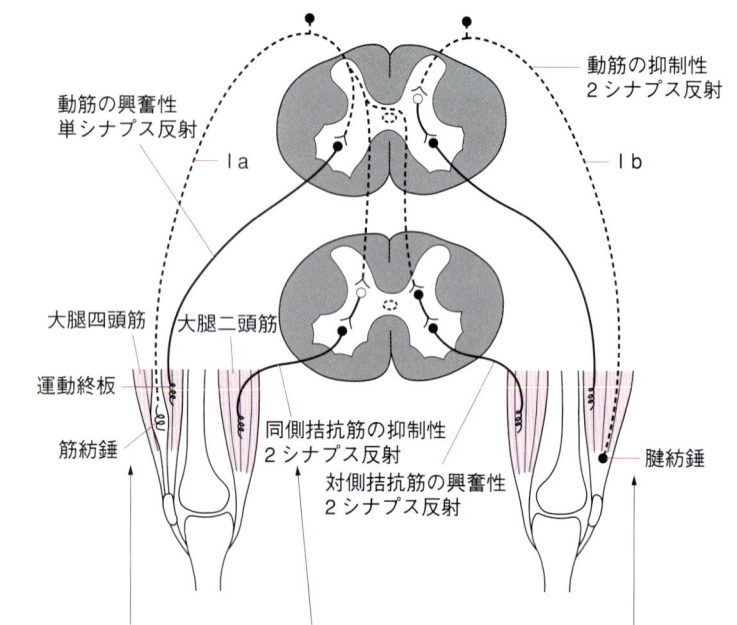

a）大腿四頭筋の伸張反射　b）Ia抑制（相対性抑制）　c）大腿二頭筋のIb抑制（自己抑制）

●は興奮性，○は抑制性ニューロンを示す

図1-23　反射回路
(Monnier M. In: Functions of the nervous systems. Vol II. Motor and psychomotor functions. Amsterdam: Elsevier; 1970. を一部改変)

c）α-γ連関

　γ運動ニューロン自身は上位中枢の制御を受けている．γ運動ニューロンの働きは筋紡錘の受容器としての感度を調節することにある．これをガンマ調節といい，ガンマ環（脊髄-γ運動ニューロン-筋紡錘-Ia群線維-脊髄）によって筋の張力を調節する．

　運動をはじめようとする際に，錘外筋を支配するα運動ニューロンと筋紡錘を支配するγ運動ニューロンが上位中枢からの運動命令によって同時に興奮することをα-γ連関という．もし錘外筋だけが短縮したら，並列に位置する錘内筋は緩んで筋紡錘の感度が低下してしまうが，同時に錘内筋も短縮すれば感度は落ちなくてすむためと考えられている．

F 呼　吸

　呼吸は，呼吸器系（図1-24）の働きで行われる．肺における大気と血液との間のガス交換を外呼吸（肺呼吸）といい，血液と細胞間のガス交換を内呼吸（細胞呼吸）という．

　呼吸器は気道，肺胞，胸郭に分けられる．鼻から肺に至る空気の通路を気道とよび，上気道（鼻，副鼻腔，咽頭）と下気道（喉頭，気管，気管支，肺）に区分される．

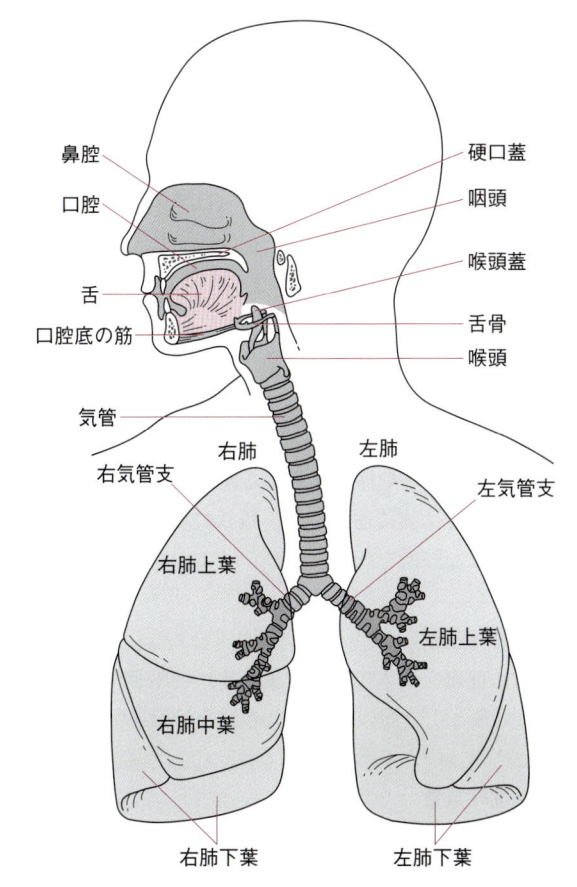

図1-24　呼吸器系の概観
上気道（鼻，副鼻腔，咽頭）と下気道（喉頭，気管，気管支，肺）

1. 呼吸のメカニズム

　肺には弾力性はあるがそれ自身に運動能力はないので，胸郭の拡張と収縮という運動によって換気（気体の吸入と呼出）が行われる．呼吸は酸素の必要性に応じて調節される．

a）吸気

　横隔膜は，収縮すると下降する．このとき，同時に肋骨間の外肋間筋も収縮して胸郭を前上方とわずかに側方に広げる．その結果，胸腔の陰圧が高まり肺が拡張して吸気がおこる．

　主に吸気が，腹部を膨らませながら横隔膜を下げて行うのか，あるいは肋骨を上げて行うかによって腹式呼吸と胸式呼吸に分けられる．乳児や小児は典型的な腹式呼吸である．

b）呼気

　吸気が能動的に行われるのに対して，呼気はほとんど受動的に行われる．呼気は外肋間筋と横隔膜の弛緩で始まる．すなわち呼気は肺組織と胸郭の固有弾性によって行われる．

2. 肺気量

　肺活量測定は基本的な換気機能検査法であり，肺活量計を用いて測定される（図1-25）．

a）1回換気量（1回呼吸量）と死腔

　1回換気量は，身体の大きさや体格にもよるが，安静時には平均すると約 500 ml である．このうち，約 2/3 は肺に達するが，残りの多くの吸気は喉頭，気管，気管支にとどまる．このような腔所を死腔とよび，ここの空気はガス交換にかかわれない．

b）分時換気量（分時呼吸量）

　安静時の呼吸数は，健康な成人では1分間に 14〜18 回で，1分間に約 7.5l の空気量になる．1回換気量と1分間の呼吸数との積を分時換気量または呼吸容量という．

c）予備吸気量と予備呼気量

　通常の吸気の後に深く吸い込むと，さらに約 2l の空気を吸い込むことができる（予備吸気量）．また通常の呼気の後，努力して呼気を続けると，さらに約 1.5l の空気を吐き出すことができる（予備呼気量）．

d）残気量

　安静呼気で肺中に残存する空気量を機能的残気量といい，努力して最大限に空気

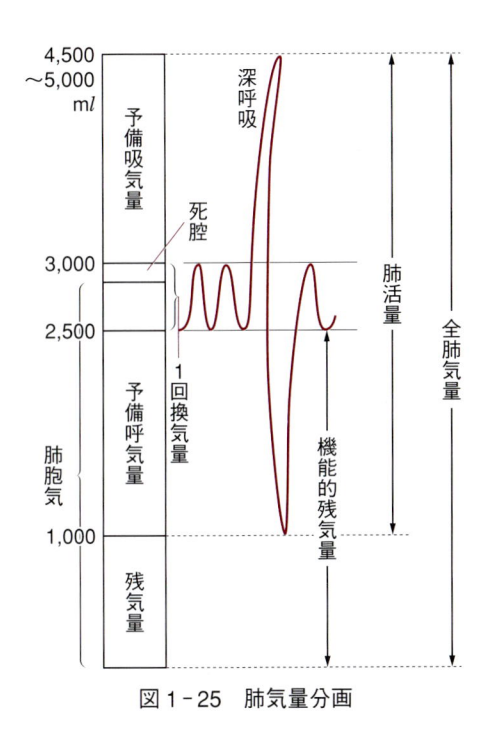

図1-25 肺気量分画

を吐き出してもなお肺中に残存する空気量約1 l を残気量（機能的残気量－予備呼気量）という．

e）肺活量

1回換気量に予備吸気量と予備呼気量を加えた値を肺活量といい，吸入したり呼出できる最大限の空気量に相当する．肺活量と残気量を加えたものが全肺気量で，これが肺の中に取り込むことのできる最大の空気量である．

3．呼吸の調節

呼吸の調節中枢は延髄に存在する．この呼吸中枢はすべての呼吸筋を支配し，頚髄と末梢神経を介して呼吸筋や呼吸補助筋を刺激し収縮させる．

肺胞内の伸展受容器は，肺胞の伸展や収縮の状況を感知する．その刺激によって反対の運動，すなわち伸展時には呼気運動が，収縮時には吸気運動がおこる（ヘリング・ブロイアー反射）．呼吸運動の細かい調節は肋間筋内にある伸展受容器によっても行われる．

4．呼吸刺激と身体運動

　肉体的運動を行うと分時換気量が増加する．これは中枢性あるいは末梢性化学受容器が刺激されておこるばかりでなく，身体的負荷による大脳皮質運動野からの直接的な刺激によってもおこる．身体的負荷がかかると酸素需要が高まり，1回換気量も呼吸数も増加して分時換気量は 50 l にまで増加する．同時に，心臓も身体負荷に伴って高まる循環血液需要に対応しなければならないので，心拍数や心拍出量が増加する．

　疼痛刺激や体温の上昇は呼吸活動に大きな影響を及ぼす．強い寒冷刺激は呼吸活動を抑制する．また，強い怒り，恐怖，歓喜，ストレスなどは呼吸刺激を高めたり抑制する．

G 循　環

　循環回路は心臓と脈管が直接に連なり構成される（図1-26）．血管は心臓からなる心臓血管系は全細胞に酸素と栄養を分配し，同時に細胞から二酸化炭素や老廃物を運び去り，体外に排泄する．循環系は，大動脈から上・下大静脈に戻る体循環と，肺動脈から左心房にいたる肺循環からなる．これらは閉回路であるが，これに加えて組織間隙に脈管の解放口をもつリンパ管系が血管外組織液やリンパ液を血管内に還流する補助循環機構をもつ．

1．体循環

　左心室の血液は大動脈に駆出される．大動脈は太い動脈に分枝し，酸素に富んだ血液を心臓から身体各部に運ぶ．弾性壁の動脈は心臓の収縮期に押し広げられるが，拡張期に心筋が弛緩すると血管壁は収縮して，血液をさらに末梢に送り出す．動脈は分岐を繰り返して細い小動脈になり，最終的には毛細血管になる．毛細血管の壁を通して，血管と組織間で酸素・栄養素・代謝産物の交換が行われる．毛細血管は動脈と静脈の間も連絡する．

　毛細血管に続く小静脈は，酸素に乏しい血液を集め，合流を重ねるたびに太くなる．一般に静脈は動脈よりも血圧が低く，静脈壁は動脈壁よりも薄い．小静脈や中等大の静脈にある静脈弁は，血液が心臓と逆方向へ移動するのを防ぐ．静脈弁の働きは，周囲の骨格筋の筋肉ポンプ muscular pump によって助けられる．骨格筋が収縮すると深部静脈は圧迫され，血液が心臓の方に押しやられ，静脈血の環流に重要な役割をはたしている（図1-27）．

　最終的に最も太い静脈である上大静脈と下大静脈になって，血液は右心房に戻る．

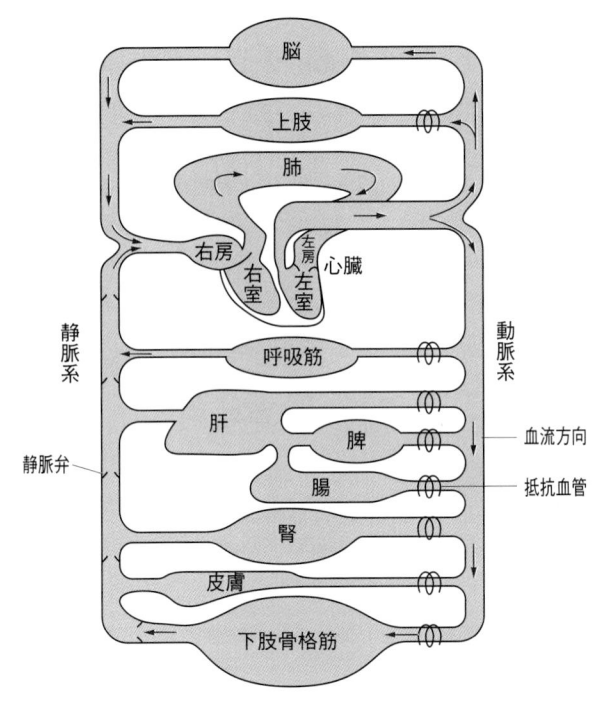

図1-26 循環系の模式図
(斉藤　満, 加賀谷淳子. 循環・運動時の酸素運搬システム調節.
NAP; 1999. p. 2. を一部改変)

2. 肺循環

　右心室は血液を肺循環に送り出す．肺循環でも体循環と同様，肺の中で枝分かれを繰り返して毛細血管になる．肺の毛細血管網の血液は，肺胞から酸素を取り込み，同時に二酸化炭素を肺胞に排出する．二酸化炭素は最終的に外界に排出される．毛細血管は肺静脈となって血液は左心房に戻り，再び体循環に送り出される．なお，肺循環以外に，肺自身の酸素需要にこたえるために体循環の気管支動脈からも肺へ血液が供給されている．

3. 運動と酸素輸送

　運動中の各臓器の機能的な相互作用を図1-28に示す．運動によって生じる筋組織における酸素消費量の増加は，筋の灌流血から抽出された酸素量の増加，末梢循環の増加，心拍出量（1回拍出量と心拍数の積）の増加，肺循環の増加，および肺

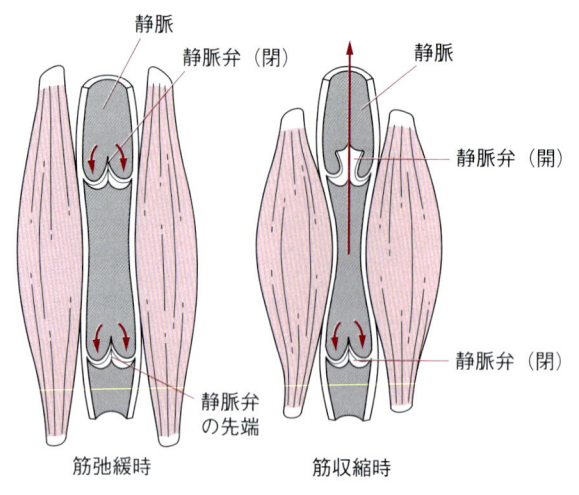

図1-27　筋肉ポンプ
筋弛緩時と筋収縮時の静脈弁の開閉

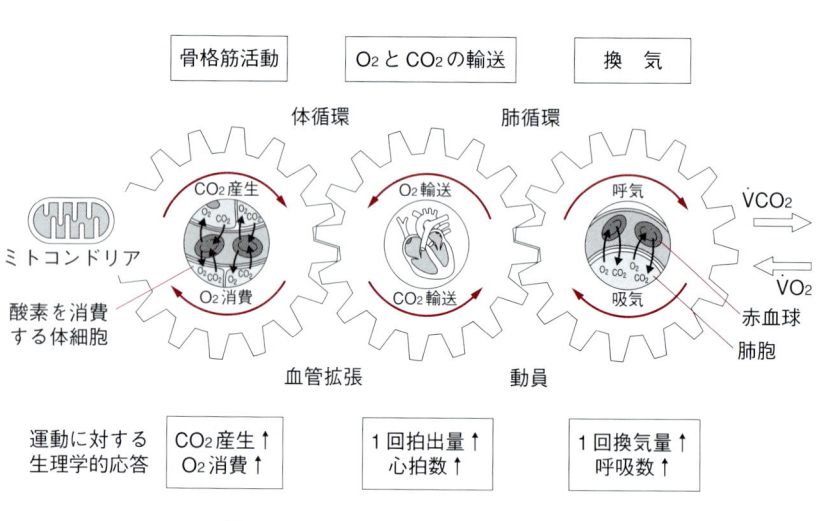

図1-28　外呼吸と内呼吸の輸送機構
(Wasserman K, Hansen JE, Sue DY, et al. Principles of exercise testing and interpretation. Lea & Febiger; 1987. を一部改変)

気量の増加など生理的機構の連関によってまかなわれている．一方，筋組織で大量に産生された二酸化炭素は血液へ排出され，増加した静脈還流によって肺へ運搬される．生体における酸素輸送の目的は，細胞機能の維持および生命の維持にある．

酸素輸送機構を考える場合は，肺呼吸における酸素のとり込みから，細胞における酸素の利用にいたるまでの全過程が重要となる．

4．運動による心臓循環系の変化

心臓循環系の変化は運動の種類，強度によって異なる．大きな筋による動的運動では，心拍出量，心拍数，収縮期血圧は増加する．心拍出量は運動に用いる筋の大きさにも関係する．同じ運動強度の場合，片側上肢あるいは片側下肢の運動では，両側上肢あるいは両側下肢の運動よりも心拍出量が多い．同様に，上肢の運動と下肢の運動を比べると，上肢のほうが相対的運動強度が高くなり，血圧や心拍数などの循環応答は高くなる．

静的運動では最大随意収縮の70％以上の筋収縮になると，筋血流は完全に遮断される．これ以前には血圧上昇によって筋内圧の上昇に対応している．そのため，収縮期と拡張期の血圧は上昇する．心拍出量と心拍数の増加は中等度である．持久性の有酸素性トレーニングを続けると種々の変化がおこり，心拍出量増加による心臓のポンプ作用が改善する．

H 運動のエネルギー代謝

人間が生きていくためのエネルギーは，代謝（組織内でおこる化学変化の全体）を通して産生される．生体，特に筋収縮に用いられるエネルギー源の大部分には，ATP（アデノシン三リン酸）が利用される．また，摂取した栄養素と運動は熱量に換算して評価できるのでエネルギー代謝のことを熱量代謝ともいう．

1．筋へのエネルギー供給の2つの機構

筋肉が収縮するためのエネルギーは，ATPがADP（アデノシン二リン酸）とPi（リン酸）に分解されたときに得られる（ATP＋H_2O ⇌ ADP＋Pi（H_3PO_4）＋エネルギー）．しかしながら，大部分の筋線維には5～6秒しか収縮が持続しない程度のATP量しか含まれておらず，ATP分解と同じ速さでATPが再合成されないと，筋活動の継続は不能になる．

a）無酸素性機構

この過程は筋細胞内部でおこる酸素を必要としない反応で，エネルギー供給量は速い．筋活動の初期にはこの過程が利用されるが，無酸素性エネルギーは量的に少ない．

　　1）CP分解―非乳酸性機構―

　　　骨格筋線維は収縮の後，筋にATPの約3倍量を含むCP（クレアチンリ

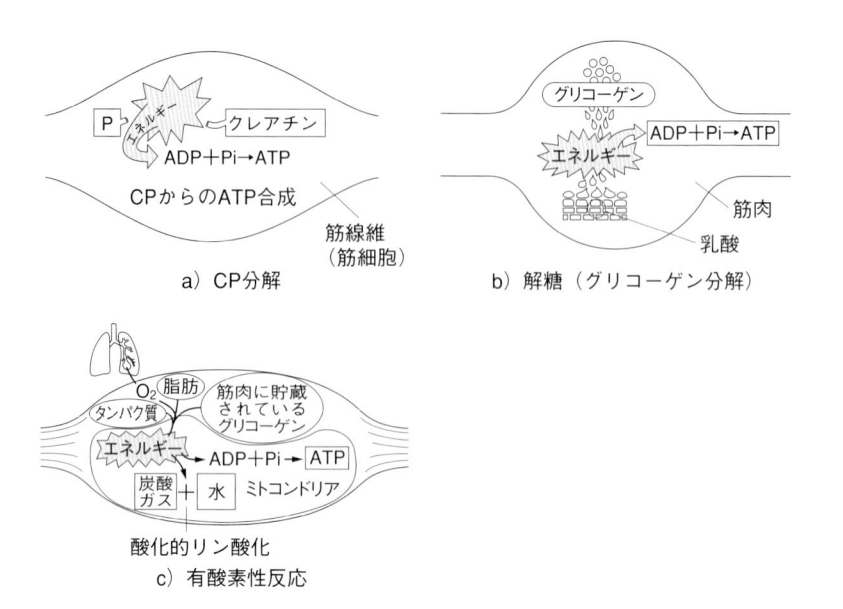

図1-29 ATP合成

(Fox EL. In: Sports physiology. Philadelphia: Saunders; 1979. p. 18. を一部改変)

ン酸）を分解し，遊離した Pi を用いて ADP を ATP に再生する（ローマン反応）（図1-29a）．これによって ATP 貯蔵庫は急速に回復し，筋は約 15 秒間収縮可能な運動エネルギーを得ることができる．

2）解糖（グリコーゲン分解）—乳酸性機構—

　筋活動が持続すると，CP のストックも使いはたされ，次にブドウ糖がエネルギー源として用いられる．ただし，筋肉など大部分の組織はブドウ糖をグリコーゲンとして貯蔵しているので，解糖はグリコーゲンから始まる（図1-29b）．

　解糖による ATP 合成は呼吸鎖を利用した場合の約 100 倍の速度をもつため，激しい短期間の筋肉の運動などでは CP 分解，ついで解糖が利用される．しかし，乳酸が蓄積されると，ATP を再合成する反応は抑制され筋肉は数十秒で収縮できなくなる．

　生じた乳酸の一部は肝臓や筋において糖新生のために用いられるが，その多くは酸化されて ATP 合成のための重要な基質となる．特に，低～中強度運動では，80％までの乳酸が筋において酸化される．この際，おもに活性化されると考えられる type II 線維で乳酸が生成され，その乳酸が有酸素的能

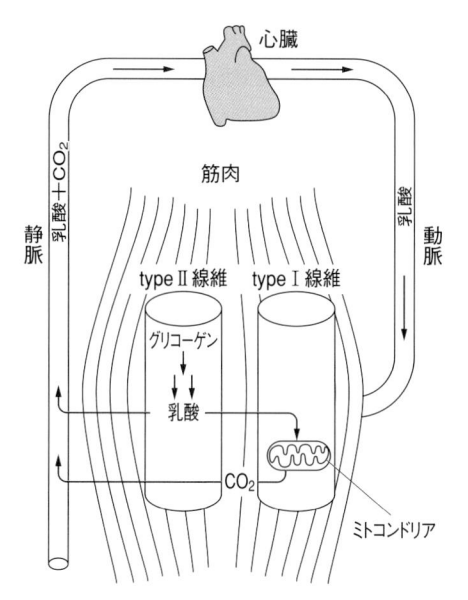

図1-30 lactate shuttle の概念図
(Brooks GA. Mammalian fuel utilization during sustained exercise. Comp Biochem Physiol Part B, 1998; 120: 89-107 を一部改変)

力の高い type I 線維で酸化されるという一連の流れが乳酸シャトル lactate shuttle である．ヒトの筋における type I 線維と type II 線維がランダムに混在したモザイク構造は乳酸の受け渡しには好都合である（図1-30）．

b）有酸素性機構

乳酸の蓄積により無酸素性機構だけでは運動不能となると，有酸素性機構（好気的条件）によってエネルギーを獲得することになる．［ピルビン酸→乳酸］の経路から，［ピルビン酸→アセチル-CoA→TCA 回路→呼吸鎖］の経路に切り替わることで乳酸生成の速度は著しく低下する．この場合，解糖だけよりもっと多くのATPを生産することができる．

1）CoA 化

解糖後に続く TCA 回路への準備のため，解糖の最終産物であるピルビン酸がアセチル-CoA に変換され，ミトコンドリアの中に取り込まれる．アセチル-CoA は脂肪酸の β-酸化やアミノ酸の代謝からも得られる．

2）TCA回路（トリカルボン酸回路，クエン酸回路，Krebs回路）

TCA回路とは，細胞の発電所であるミトコンドリアにおいて，アセチル-CoAを酸化する一連の複雑な化学反応をいい，呼吸鎖の中で使われる還元型アセチル-CoAがエネルギーに富むPiとして形成される．解糖と異なり，TCA回路ではATPはつくられない．

3）呼吸鎖

TCA回路で生成した還元型の補酵素は，呼吸鎖による酸化的リン酸化を経てはじめてADPとPiからATPを合成する．ピルビン酸は二酸化炭素と水にまで完全代謝される．グルコース1分子から，肝臓・心臓・腎臓では38ATP，それ以外の骨格筋などでは36ATPがつくられ，無酸素性機構よりも多くのエネルギーを生成する（図1-29c）．ATP1モルあたり12〜14 kcalである．ATPは，ADPと交換に速やかに細胞質へと運ばれる．

このように，酸素が必要とされる代謝は有酸素性機構とよばれ，使用される酸素の量（酸素摂取量）を測定することで運動に使われるエネルギーを推定することができる．

2．熱量代謝

エネルギー代謝ではすべての熱がエネルギーとして測定され，エネルギーはすべて熱エネルギー（calまたはkcal）に換算できる．一方，仕事（kg・m）との間には1kcal = 426.9kg・mの関係があり，エネルギーとは仕事をなす能力であるとも定義される．人体が外部に仕事をするには，筋力を出さなくてはならない．筋力が出るためには，エネルギーが必要である．すなわち，化学的エネルギーが筋力という機械的エネルギーになるのである．

食物中の栄養素に含まれるエネルギー量は熱量計で測定される．尿中に排泄される蛋白質分解産物の物理的燃焼値を1.25kcalとした場合の生理的燃焼値は炭水化物，脂質，蛋白質それぞれ4，9，4kcal/gである．栄養素の燃焼で消費される酸素量は，炭水化物，脂質，蛋白質それぞれ1gにつき，0.83，2.03，0.95なので，酸素1lが消費されて生じるエネルギーは，炭水化物，脂質，蛋白質それぞれ5.0，4.7，4.5kcalとなる．臨床の簡便法としては，酸素1lあたり5kcalの熱量を用いることが多い．この数値を用いれば，酸素消費量のみの計測で，発生したエネルギー量を概算することができる．

3．人体エネルギー代謝量の測定

人が運動をする際に必要とされるエネルギー代謝量は発生する熱量あるいは酸素

消費量から計測され，測定方法によって直接熱量計測法と間接熱量計測法に分けられる．直接熱量計測法は人間が入れる大きさの断熱構造の熱量計が必要だが，間接的熱量測定法は熱量の代わりに酸素摂取量を測定する方法である．これには，閉鎖回路内の空気あるいは酸素を呼吸させて一定時間内の酸素消費量を測定する閉鎖式測定法と，吸気には外気を利用して呼気だけを集めてその中の酸素と炭酸ガスを測定する開放式測定法がある．

運動時のエネルギー代謝量を測定するのには開放式測定法が通常用いられる．開放式測定法には，ダグラスバッグ法，mixing chamber法，breath-by-breath法がある．

a) 酸素摂取量 $\dot{V}O_2$ の測定

　　酸素摂取量＝(大気中の酸素濃度－呼気中の酸素濃度)×換気量

である．Vの上にドットがある場合は単位時間あたりの酸素量を表す．$\dot{V}O_2$ がエネルギー消費を正確に反映するためには有酸素性運動でなければならず，定常状態（$\dot{V}O_2$, 心拍数，血圧，心拍出量，換気量などが一定値）の活動が最低90秒間は必要となる．

$\dot{V}O_2$ の単位は，自転車エルゴメータのように体重を支えない活動では $l \cdot min^{-1}$ または $ml \cdot min^{-1}$ が使われ，体格差のある個人の $\dot{V}O_2$ の比較や体重を支える有酸素運動（トレッドミル歩行や踏み台昇降）では，体重1kgあたりの $ml \cdot kg^{-1} \cdot min^{-1}$ が好まれる．また，個人の除脂肪体重（fat-free weight）を用いた単位（$ml \cdot kg\ FFW^{-1} \cdot min^{-1}$）が用いられることもある．

$\dot{V}O_2$ の測定は，①ある条件下での運動のエネルギー消費量を測定可能，②最大運動中の酸素摂取量（$\dot{V}O_2\ max$）は運動中の酸素運搬能と利用能を示す，③ $\dot{V}O_2\ max$ は個人内および個人間比較のための有酸素性体力の標準測定として役立つ，④ $\dot{V}O_2$ は $\dot{V}CO_2$ と組み合わせることで運動に利用されたエネルギー源について重要な情報を提供する，などの点で有用である．

このように酸素摂取量は，末梢組織への酸素輸送の間接的な指標となりうる．しかし，酸素摂取量は単位時間に生体が大気中より摂取した酸素量であり，体全体で消費した酸素消費量ではない．ただし，定常状態にあれば酸素摂取量と酸素消費量とは等しくなる．

b) エネルギー代謝測定によってわかる諸指標

エネルギー代謝測定によって，基本データ（1回吸・呼気換気量，分時吸・呼気換気量，分時酸素摂取量，分時炭酸ガス排泄量，ガス交換比，呼吸数など）以外に，主に以下のような心機能をみるための諸指標を出すことが可能となる．

1) エネルギー代謝率 relative metabolic rate（RMR）
　安静時からの労働や運動に伴う作業代謝量とその時間内の基礎代謝量との比である．

表 1-12　各種日常労作の運動強度一覧表

METs	起居移動動作，他	日常生活
1〜2	臥床安静 坐位，立位 歩行（1〜2 km・h^{-1}）	食事，洗面，会話，手洗い，歯磨き，アイロン，野菜調理，自動車運転
2〜3	歩行（3 km・h^{-1}） 自転車（8 km・h^{-1}） 軽い体操	肉類調理，皿洗い，食器磨き，モップ，はたき，乗り物に立って乗る
3〜4	普通の歩行（4 km・h^{-1}） 自転車（10 km・h^{-1}） ラジオ体操	シャワー，ベッドメイク，洗濯，窓や床ふき，炊事一般，軽い買い物
4〜5	歩行（5 km・h^{-1}） 自転車（13 km・h^{-1}） 階段下り 柔軟体操	重い買い物（両手に分ける），軽い草むしり，床磨き，入浴，性交
5〜6	歩行（6 km・h^{-1}） 自転車（16 km・h^{-1}） 階段昇降	10 kg の荷物を片手に下げて歩く，垣根の刈り込み，芝刈り，庭掘り
6〜7	ジョギング（4〜5 km・h^{-1}） 自転車（17.5 km・h^{-1}） 階段上り	薪割り，シャベル掘り，雪かき，水汲み
7〜8	ジョギング（8 km・h^{-1}） 自転車（19 km・h^{-1}） 丘上り	
8〜9	ジョギング（10 km・h^{-1}） ランニング 12 分/1.6 km 自転車（22 km・h^{-1}）	
9〜10	ランニング 11 分/1.6 km 雪上歩行	
10〜11	ランニング 10 分/1.6 km	
11〜12	ランニング 9 分/1.6 km	
12〜13	ランニング 8 分/1.6 km	
13〜	ランニング 7 分/1.6 km	

$$RMR = (運動時間の全酸素摂取量 - 運動時間内の安静時酸素摂取量) / 基礎代謝量$$

趣味	仕事, 他
編み物, 裁縫, ラジオ, テレビ, 読書, トランプ	事務仕事, 手洗いの仕事, 旋盤作業, 理容業
ボーリング, ビリヤード, ゴルフ（電動カート）, 盆栽手入れ, ピアノ, 弦楽器	守衛, 管理人, 楽器演奏, 教師
クロケット, アーチェリー, バドミントン（非競技）, 釣り, ドラム, オルガン	機械組み立て, 溶接作業, トラック運転, タクシー運転
園芸, ペンキ塗り, 卓球, テニスダブルス, バドミントンシングルス, キャッチボール	ペンキ工, 石工
アイススケート, 川に入っての釣り	大工 農作業
テニスシングルス, ゴルフ（手押しカート）	
水泳, エアロビクスダンス, 登山, スキー滑走	
ボクシング（スパーリング）, バスケットボール	
ラケットボール, なわとび（60〜80 skips・min^{-1}）	
なわとび（120〜140 skips・min^{-1}）	
柔道, ボクシング（リング内）	

2）代謝当量 metabolic equivalent（METs）

運動時METsは，安静坐位時（$1\text{MET} = 3.5\text{m}l\cdot\text{kg}^{-1}\cdot\text{min}^{-1}$）の何倍のエネルギーを消費するかを示す．しかし，3.5という値は，体重70kgの40歳代健康白人男性の値を基準にしているので実際には考慮が必要である．各種日常労作の運動時METsを表1-12に示す．

3）無酸素性作業閾値 anaerobic threshold（AT）

ATは有酸素的なエネルギー産生に無酸素的なエネルギー産生機構が加わった時点の運動時酸素摂取量のレベルとして定義され，筋中や動脈血中における乳酸濃度の増加や乳酸/ピルビン酸比の増加を反映している．運動遂行中に採血した血中乳酸濃度変化からATを求めた場合を乳酸性閾値 lactate threshold（LT）といい，血中乳酸のかわりに呼気ガス分析を利用する方式を換気性閾値 ventilatory threshold（VT）という．

4）酸素脈 O_2-Pulse

酸素脈は心臓の1拍動ごとに血液中に取り入れられる酸素の量をいう．

酸素脈＝運動中酸素摂取量/心拍数

5）呼吸交換比（R）と呼吸商（RQ）

RとRQはどちらも $\dot{V}_{CO_2}/\dot{V}_{O_2}$ として計算され，単位のない変数である．Rは換気量の測定なので非常に短い間隔（例えば1分）で測定可能だが，RQは細胞呼吸の測定なので一般に15分以上の時間を要する．RQは純粋な炭水化物の酸化は1.0に等しく，混合脂肪の酸化は0.7，混合蛋白質は0.8である．よってRQはいつも0.7と1.0の間を動く．他方，Rは呼吸に影響されるので，激しい非定常状態あるいは最大運動時には1.0を上回る．これは，過換気と，血中乳酸の緩衝作用による．

6）その他のエネルギー消費量の指標

運動効率（なされた仕事量と，その仕事をなすために使ったエネルギー量の比）や，Borgによって示された主観的運動強度 rate of perceived exertion（RPE），MacGregorらによって提唱された生理的コスト指数 physiological cost index（PCI）＝（運動終了時心拍数－安静時心拍数）/歩行速度（$\text{m}\cdot\text{min}^{-1}$），Pineらによって提唱された活動時心拍指数 beats above baseline index（BABI）＝（運動時平均心拍数－安静時心拍数）×課題達成時間（秒）/60（秒）などがある．

〈竹井 仁〉

3．運動の要素

A 筋　力

　筋力 muscle strength とは，随意または非随意的な筋収縮によって発生する筋張力，または筋収縮によってひきおこされる関節運動によって発生するトルクのことである．一般的には随意的な関節運動で測定されるトルクをさす．筋力は運動様式により等尺性運動，等張性運動および等速度性（等角速度性）運動によるものに分類され，筋の発生張力と収縮方向との関係により，求心性運動と遠心性運動によるものに分類される．おおむね筋力は筋断面積に比例するといわれ，その値は1cm^{2}あたり6.4kg前後である．筋力は20歳代をピークに30歳代までは維持されるが，50歳代付近から低下が著しくなる．ただし運動課題や部位によって変化率は異なり，上肢が10年間で6%低下するのに対して，下肢は12%低下する．筋の発生張力と収縮方向との関係の違いによって，発生する筋力は異なる．遠心性運動における筋力が最も強く，等尺性運動，求心性運動の順となるが，遠心性運動による筋力測定は，過大な力が筋・腱に発生するためあまり用いられない．

　筋力の評価方法には，徒手によるものと機械的計測機器によるものに大別される．前者は検者の徒手的抵抗あるいは被検者の自重を利用し，筋力を評価する方法である．Daniel らによる徒手筋力検査法 manual muscle testing（MMT）が最も用いられている（図1-31）．この方法は5（正常）から0（ゼロ）までの6段階評価を行うものである（表1-13）．簡便で器具が不要であるため，主に重度な運動機能障害を有する者を対象に医療現場で用いられている．しかし検者の主観によって結

表1-13　徒手筋力検査の段階づけ

段階づけ		基　準
正常	Normal	強い抵抗でも全関節可動域にわたる運動が可能なもの．
優	Good	弱い抵抗と重力なら全関節可動域にわたる運動が可能なもの．
良	Fair	重力に抗してなら全関節可動域にわたる運動が可能なもの．
可	Poor	重力を除けば関節可動域いっぱいの運動が可能なもの．
不可	Trace	筋の収縮はみられるが関節運動がおこらないもの．
ゼロ	Zero	筋の収縮が全くみられないもの．

(Helen J, Hislop, 他．新 徒手筋力検査法．協同医書出版；2003)

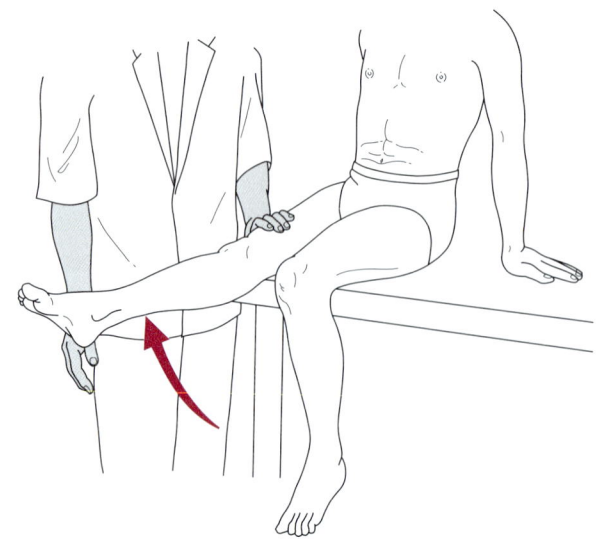

図 1-31　徒手筋力検査

果が左右されるため，機械的計測機器によるものに比較して再現性が低く，さらに6段階のため小さな変化を測定することには向いていない．後者の機械的計測機器によるもので，最も簡便なものは握力計や背筋計による筋力測定である．これらはそれぞれ手指屈筋群，腰背部筋といった比較的限局した部位の筋力測定であるが，全身筋力と相関が強いため，健常者の体力測定として用いられることが多い．握力は20代で50.0kg/29.2kg，40代で46.9kg/30.2kg，60代で37.9kg/23.6kg（男性/女性）で，加齢とともに低下していく[*1]．

　特殊な機器として等角速度性筋力測定器がある（図1-32）．多くの場合，等速度性，等張性，等尺性運動による筋力測定が可能である．また機器によっては遠心性運動モードをもつものもある．しかしこれらの機器は再現性が高い反面，高額なためスポーツ分野や大学病院などの一部の施設で利用されるにすぎない．この種の機器で最も用いられる筋力の指標が，等角速度性運動におけるトルク体重比（得られる筋力を体重で除した値）である．この値は体格を考慮した筋力の指標で，主に膝屈伸力の比較の際に用いられる．角速度を60度/秒で膝伸展を行った場合，20代で269/219%，40代で167/186%，60代で95/141%（いずれも日本人：男性/女性）である．

[*1] 東京都立大学体力標準値研究会．新・日本人の体力標準値：不昧堂出版；2000．

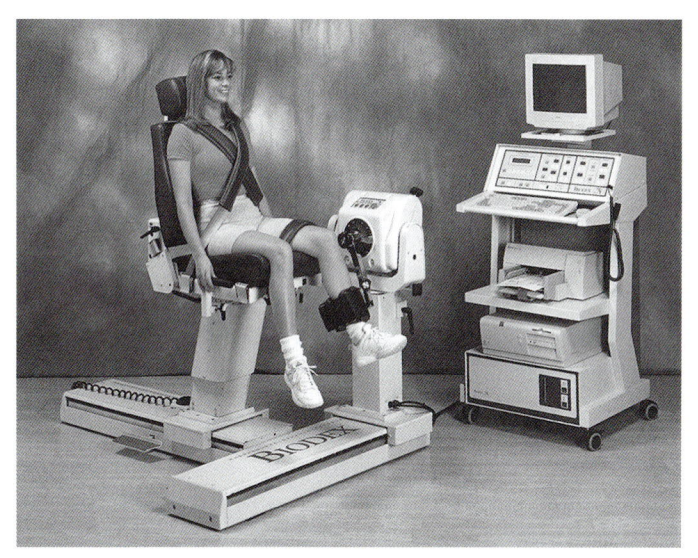

図 1-32　等角速度性筋力測定器
（酒井医療 BIODEX system 3）

B 筋持久力

　最大筋力以下の負荷で，どのくらい長く（多く）運動を持続することができるかで表される．筋疲労は筋内のエネルギー源の枯渇，乳酸生成による筋内 pH 低下による代謝遅延などによっておこる．そのため多数回の運動を持続するためには，筋へのエネルギーの供給や老廃物の排出を効率よく行うための毛細血管の発達が影響する．また筋力が筋断面積すなわち筋肉量に依存するのに対して，筋持久力はその量より組成に影響を受け，赤筋の割合が多いほど有利である．加齢によって筋持久力は低下するが，高年齢での低下幅は筋力より低く，比較的年齢が高くなるまで持続する．これは加齢とともにライフスタイルが変化し，日常生活の中では最大筋力を発揮するといった身体活動が減少していくのに対して，歩行やその他の日常生活動作のように比較的低い運動強度を長時間行うといった，持久性が要求される身体活動はそれほど減少しないためである．また白筋は赤筋に比して加齢による減少が著しいことも関係する．

　筋持久力の評価方法には，同一負荷に対する最大反復回数を測定する方法と，速い等速度性運動での反復運動で得られる筋力の低下率を測定する方法がある．前者は最大筋力に対して 1/4 あるいは 1/3 の負荷で関節運動を行わせ，反復できた回数

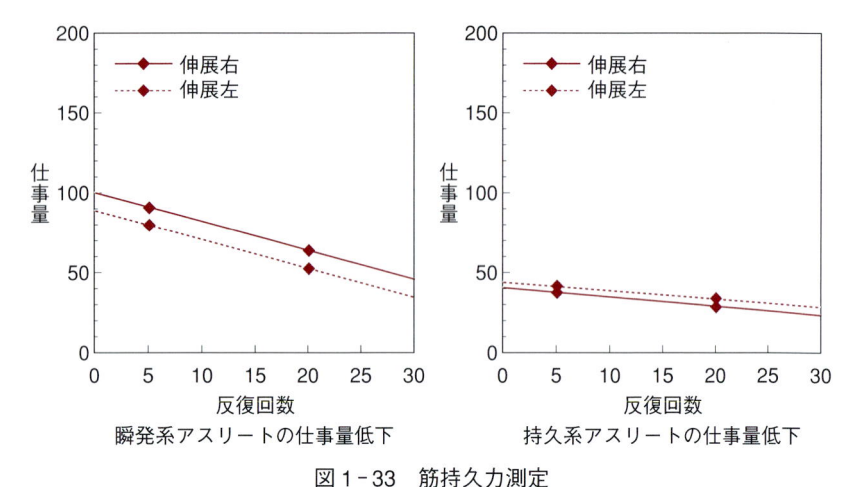

瞬発系アスリートの仕事量低下　　　　　持久系アスリートの仕事量低下

図 1-33　筋持久力測定
〔筋力測定相談マニュアルと評価表の開発．東京都体育館スポーツ科学委員会研究報告（第4報）．東京体育館; 1995年. p44.〕

を測定する．通常，最大筋力の 1/3 の負荷量で，1 秒間に 1 回の割合で収縮を行わせると約 60 回は可能である．上肢の持久性を測定する代表的方法に腕立伏腕屈伸運動があり，20 代では約 35/7 回であるが，30 代では 20/6 回前後となり，それ以降あまり低下しない（男性/女性）[*2]．ただしこの評価法は，体重による影響を受ける．後者は 180 度/秒の角速度で 25 回反復運動を行い，その際の仕事量の低下率を測定する．一般的にアスリートの場合，競技種目によって差がみられ，瞬発系のアスリートに比較して，持久系のアスリートの方が低下率は小さい（図 1-33）．

C 筋パワー

　筋力が 1 回あるいは数回の試行によって得られる最大トルク値で表されるのに対して，筋パワーは筋が行う仕事量を時間で除した値，すなわち仕事率で表される．瞬発力ともよばれる．単関節運動の場合，遅い関節角速度または関節を静止した状態（等尺性）で得られる最大値が筋力であり，等速度運動で得られる最大筋力，あるいは等張性運動で得られる最大角速度の仕事率がこれにあたる．身体活動においてはゆっくりと重い荷物を押すような能力よりも，速く強く運動する跳躍のような能力と関連が強い．筋が最大筋パワーを発揮するには，絶対筋力すなわち筋の絶対量が多いことも必要だが，さらに運動単位の動員数が多く，各筋線維の活動が短時

[*2] 東京都立大学体力標準値研究会．新・日本人の体力標準値: 不昧堂出版; 2000.

間に一致しておこるかにも大きく影響する．筋パワーは，垂直跳び，立幅跳，短距離走などでのパフォーマンスとして，間接的に評価することができる．例えば垂直跳びは，20代で57.8/39.8cm，40代で47.7/32.5cm，60代で33.1/22.1cm（男性/女性）で加齢とともに直線的に低下していく[*3]．筋パワーを物理学的な単位で示す（たとえば仕事率）には，筋力測定器を利用することになる．等角速度性運動では関節運動が一定なので，筋出力すなわちピークトルクや平均トルク値で評価することが可能である．したがってすべての角速度で評価することが可能であるが，角速度が速い方が高い仕事率が得られるため，300度/秒などの速い角速度でのピークトルク値や平均トルク値を用いて評価する．

D 柔軟性（可動域）

柔軟性は関節の可動性と言い換えることができ，リハビリテーション領域では関節可動域 range of motion（ROM）とよばれる．関節は骨，関節包，靱帯，筋腱で構成され，この可動性は筋・腱・靱帯・関節包の緊張，骨同士の衝突などにより決まる．そのため骨の変形，筋腱の短縮，関節包の癒着などにより関節の柔軟性は低下する．その評価法は，単関節を個々に測定する方法と，いくつかの関節を総合的に測定する方法とに分けられる．いずれも加齢によって影響を受けるが，個々の関節の柔軟性低下はそれほど大きくなく，その低下は主に後者の方が現れやすい．単関節でも肩関節や膝関節は，加齢や整形外科的問題により高齢者は低下しやすい．

関節可動域測定法は，ゴニオメータとよばれる関節角度計を用いた主に単関節の評価法である．日本では日本リハビリテーション医学会と日本整形外科学会による測定法が最も普及している．これは neutral zero starting position を基本とし，関節より近位部の基本軸と関節より末梢部の移動軸との角度を表現するものである（図1-34）．立位体前屈は腰背筋およびハムストリングス，伏臥上体そらしは脊柱全体の総合的な柔軟性を測定する評価方法である．立位体前屈は，20代で12.3/14.8cm，40代で7.8/13.4cm，60代で3.5/11.6cm（いずれも日本人：男性/女性）と加齢によって低下していく[*4]．

E 敏捷性

調整力の中に位置づけられるものであり，すばやく運動を行う能力である．たとえば，ある刺激に対する身体の反応時間などがあり，中枢神経-運動器の一連の速さである．反応時間は視覚的あるいは聴覚的刺激に対して指のスイッチを押したり

[*3, 4] 東京都立大学体力標準値研究会. 新・日本人の体力標準値: 不昧堂出版; 2000.

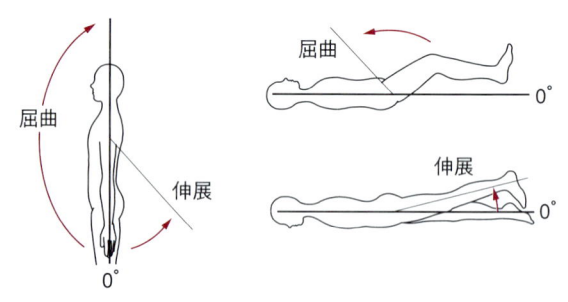

肩関節屈曲伸展の測定　　股関節屈曲伸展の測定

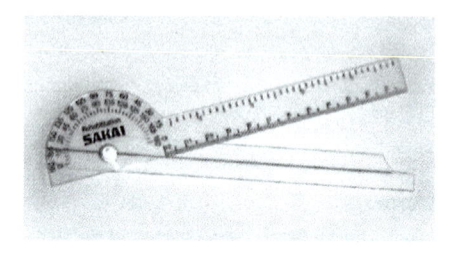

ゴニオメーター

図1-34　関節角度の測定
（日本整形外科学会，日本リハビリテーション学会作成．関節可動域測定）

跳躍したりする際の反応時間を測定する方法である．この反応時間は刺激から筋活動が開始するまでの反応開始時間 pre-motor time（PMT）と，筋活動が開始してから実際に身体運動がおこる運動時間 movement time（MT）に分けられる．PMTは加齢，トレーニングなどによって変化するが，MTは解剖学的・生理学的要因によるため，一般的には変化しない．そのため一般的には刺激から実際の運動が開始するまでの時間を計測する（図1-35）．

　評価法としては様々なものが考案されている．棒反応時間は，落下する棒を空中でとらえ，棒が落下し始めてからとらえるまでの棒の落下距離を測定する方法である．最も簡便な評価方法であるが，加齢による変化量は少なく20代の約20cmをピークに約0.07cm/年の増加にすぎない．単純反応時間は光や音刺激に対してボタンを速く押した際の刺激からボタンがONになるまでの時間を計測する．20代で200/220msecを最高に，60代240/270msec（男性/女性）までほぼ直線的に加齢に伴い延長していく*5．反復横跳やシャトルランは，刺激に対する反応時間を評価し

---

*5　東京都立大学体力標準値研究会．新・日本人の体力標準値：不昧堂出版；2000．

図 1-35 反応時間

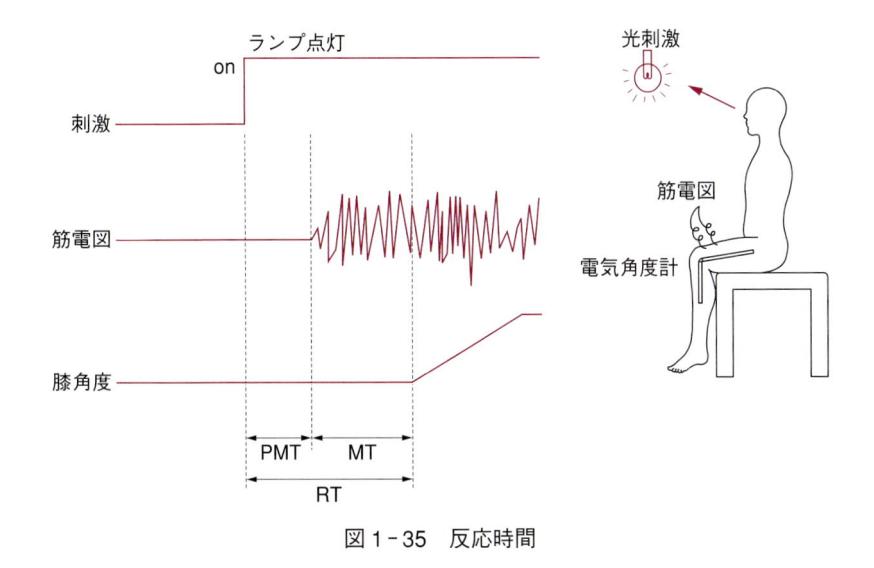

ているのではなく，神経・筋系における運動の切り替えのすばやさと筋パワーを主に評価する方法である．

F 協調性

　運動を行ううえで筋力の要素は必要不可欠であるが，実際の日常生活における身体運動はその目的にあった関節運動の強さ，速さ，位置が適切に調節されることによって初めて実現される．正確で細やかな運動を行うためには，感覚系から入力される知覚情報（触覚，圧覚，関節覚，視覚など）に対して動員する筋の組み合わせと出力を調節する神経系が重要となる．これらの総合的機能が協調性である．この協調性は時間的配列，空間的配列，強さ配列の3つの要因から構成される．時間的配列は筋活動のタイミングの調節にかかわり，空間的配列は用いられる筋の選択と組み合わせに関係し，強さ配列は筋の活動の強さ，すなわち運動単位の動員数と興奮頻度の調節に関係する．これらが目的に合致するように調節される．さらに実行された結果（完全な成功，あるいは失敗やその程度）が視覚，表在感覚，深部感覚を通して再入力され，その入力により運動が修正され，初めて運動が完成される．これを閉ループ制御システムとよび，これは視覚やその他の感覚によるバイオフィードバック機構である（図 1-36）．

　健常者の場合，その評価はある課題に対するパフォーマンスで測定することとなるが，実際はその課題に関する技能 skill にも影響を受けるため，統一された定量

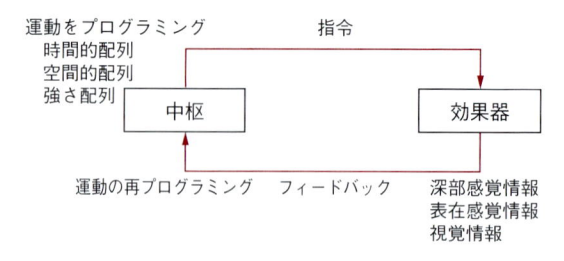

```
運動をプログラミング        指令
  時間的配列
  空間的配列
  強さ配列    中枢 ────────────→ 効果器
              ←────────────
        運動の再プログラミング  フィードバック  深部感覚情報
                                              表在感覚情報
                                              視覚情報
```

図1-36　閉ループ制御システム

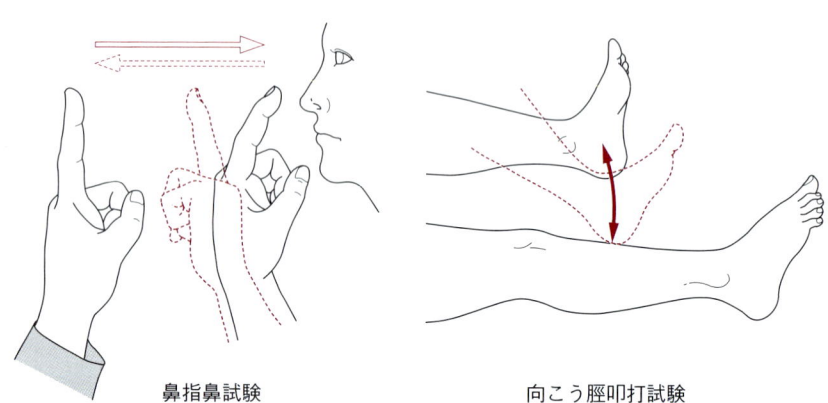

鼻指鼻試験
検者の指と患者の鼻の間を往復させる．
失調があると振戦が起こる

向こう脛叩打試験
一側のかかとで，反対側の向こう脛の
同じところを叩打する．失調があると
一定に叩くことができない

図1-37　協調性の検査
(田崎義昭, 他. ベッドサイドの神経の診かた. 南山堂; 1994)

　的な評価法はない．病的に協調性が低下した状態は，失調症 ataxia とよばれ，主に小脳および深部覚の障害によっておこる．このような病的状態では，コップなどの物を把持しようと上肢を動かしても，振戦が出現したり正しく目標に指が達することができない．また上肢や下肢で物を連続して一定速度でたたこうとしても，迅速に規則正しく行うことができない（図1-37）．これらのことで協調性の障害が明らかになる．この障害は入力された知覚情報が中枢神経系で適切に処理されず，筋活動を調節できなくなった状態である．また知覚，特に脊髄後索障害のような深部感覚の障害を伴う疾患では，位置覚，関節運動覚の低下により，視覚によるフィードバックが得られなければ，同様の障害がおこる．

G 平衡性

　重力に抗してある姿勢を保持するためには，運動方向などを感知する深部感覚，触覚などの表在感覚，視覚，重力と体との位置関係を感知するための迷路などの入力情報が，中枢神経で処理・統合され四肢体幹と重力との関係が適切になるようにコントロールされる必要がある．この一連の能力を平衡性（バランス）とよぶ．平衡性は様々な平衡反応（姿勢反射），平衡運動反射，立ち直り反射によって支えられ，意識をしなくても平衡を保つことができる（表1-14）．しかし入力器である感覚器官，その情報を伝達する伝導路，統合する小脳系，効果器である骨筋系のいずれかが障害を受けると平衡性は低下する．例えば小脳の障害では，入力された情報が正常に統合処理されないために筋収縮のタイミング，筋の選択，筋収縮の強度などの調節がうまくなされないために，平衡性が著しく低下する．一方，不全脊髄障害などでまれにおこる後索障害でも，深部感覚の低下により平衡性が低下するが，視覚によるバイオフィードバックを利用することで代償が可能となる．

表1-14　姿勢制御にかかわる反射

姿勢反射（平衡反応）	局在性平衡反応 　　陽性支持反応 　　陰性支持反応
	体節性平衡反応 　　かたより反応 　　足踏み反射
	汎在性平衡反応 　　緊張性頚反射 　　対称性頚反射 　　非対称性頚反射 　　緊張性迷路反射
立ち直り反射（反応）	目からの立ち直り反射 体からの立ち直り反射 迷路からの立ち直り反射 頚部からの立ち直り反射
平衡運動反射 （平衡運動反射）	パラシュート反応 防御反応 傾斜反応 体軸回転に対する眼球運動と頭部の運動

（中村隆一，斉藤　宏．新基礎運動学：医歯薬出版．）

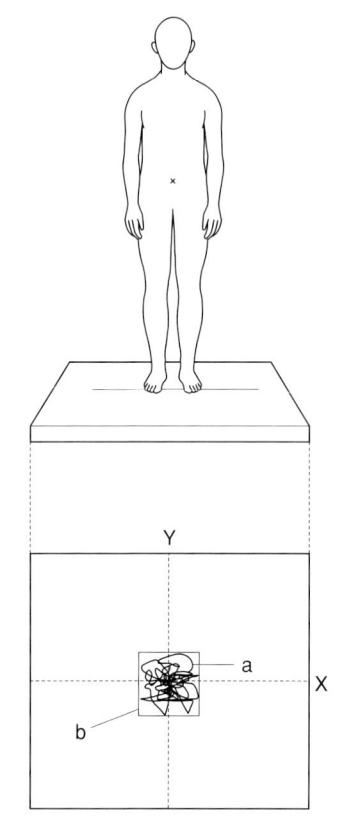

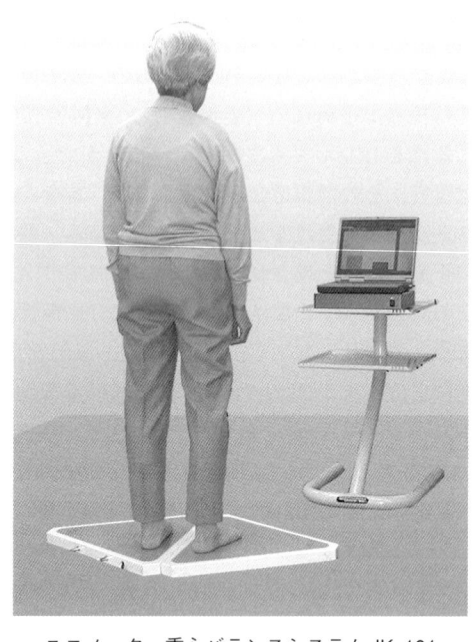

ユニメック　重心バランスシステム JK-101

図1-38　重心動揺計と重心軌跡
a: 総軌跡長, b: 矩形面積

　平衡性は刺激（課題）の違いにより，静的バランスと動的バランスに分けられる．静的バランスは坐位や立位を静的に保持することができる能力であり，最も簡便な評価は閉眼での片脚立脚時間である．さらに定量的な方法としては，重心動揺計による水平面での体重心変化測定がある（図1-38）．代表的な重心動揺計のパラメータとしては規定時間内の重心点の移動距離である総軌跡長，重心の水平移動軌跡の最大前後および左右移動距離を乗じた矩形面積などがある．総軌跡長は60秒間の計測で，20代が74.9/67.7cm，40代が81.8/67.0cm，60代が106.1/85.6cm（男性/女性）と加齢によって増加する[*6]．また支持基底面の大きさや重心の高さにも影

[*6] 今岡薫（アニマ），村瀬仁，福原美穂．重心動揺検査における健常者データの集計．Equilibrium Research 1997;(0385-5716) Suppl 12: 1-84.

響を受け，開脚位よりも閉脚位や片脚立位の方が重心動揺が大きくなる．閉眼立位での重心動揺測定は，視覚情報を遮断する方法として有用で，閉眼時の重心動揺測定値はおおむね1.5倍程度になる．

　動的バランスは姿勢を変化させたり，歩行のように移動を行うときのように能動的に重心を移動させたり，外乱や不測の挙動に受動的にバランスを乱された際に，ある一定の姿勢を保持するか，別の安定した状態になる能力である．この動的バランスの評価は，ある外乱に対する各種反射，反応の出現の有無，様式や姿勢が保持できる外乱の大きさなどで行われる．臨床的には腰部や肩甲帯へ与えた外乱に対して，立ち直り反射，ステッピング反応，保護伸展反応などが出現し，バランスを保持しうるかを評価する．床を機械的に動かした際の重心動揺計は，定量的な方法として優れるが，一定したプロトコールがなく，十分に普及していない．

H 全身持久力

　心肺持久力ともいわれ，心臓，肺，末梢の運動器（筋）の総合的な持久力をさす．運動はエネルギー産生方法により，有酸素性エネルギーと無酸素性エネルギーによるものに大別される．前者はトリカルボン酸サイクル（TCA回路）によりアデノシン三リン酸（ATP）を合成し，エネルギー供給を行う酸素を必要とする運動様式であり，比較的低負荷で長時間の運動の際に使われる．この能力は有酸素性パワーともよばれる．後者は，ATPやクレアチニンリン酸（CP）の分解およびグリコーゲンの解糖によるエネルギー供給で行う酸素を必要としない運動様式であり，運動強度が強く短時間の場合に使われる．この運動の際には乳酸が生成される．この2つのうち前者が全身持久力と関係が深い．

　全身持久力を表す指標はいくつかあるが，そのうち最大酸素摂取量（$\dot{V}O_{2\,max}$）が最も認知されており，この値が大きいほど全身持久力が高いとされる．$\dot{V}O_2$は1回拍出量，最大心拍数，動静脈酸素分圧格差で表される（Fickの理論式）．

$$\dot{V}O_2 = SV \times HR \times A\text{-}V\text{differ}$$

　　　$\dot{V}O_2$＝酸素摂取量，SV＝1回拍出量，HR＝心拍数，
　　　A-Vdiffer＝動静脈酸素分圧格差

つまり1回拍出量が大きく最大心拍数が高いほど1分間あたりに末梢へ酸化ヘモグロビンを含んだ血液を多く組織に運べることになり，動静脈酸素分圧格差が大きいほど組織で消費される酸素量が多い，すなわち筋がより多くの仕事を行うことができるということになる．$\dot{V}O_{2\,max}$は，自転車エルゴメータやトレッドミル（図1-39）によって漸増負荷を行い，運動強度を徐々に上げていき，運動が持続でき

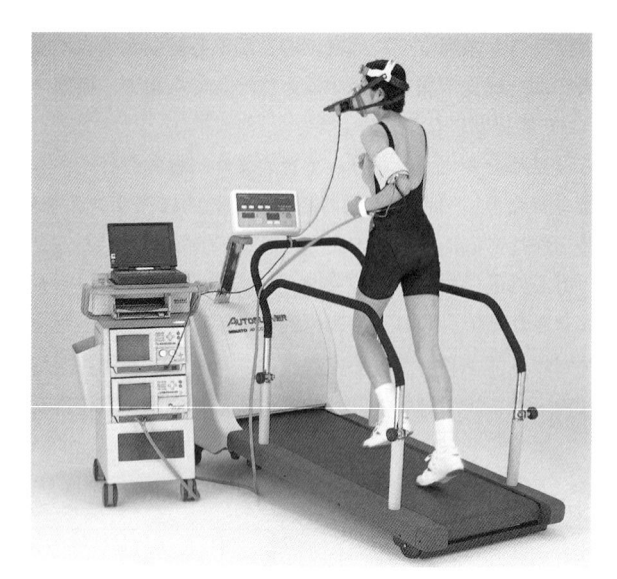

図1-39 運動負荷試験装置
ミナト医科学　呼吸代謝エアロモニタ AE300S

なくなったとき（オールアウト）か，$\dot{V}O_2$ が上昇しなくなったとき（レベリングオフ）の値を $\dot{V}O_2$ max とする方法である．この方法は低体力者や病弱者にはリスクを伴うため，$\dot{V}O_2$ と心拍数（HR）に直線関係があることを利用し，最大下で得られた $\dot{V}O_2$ と HR から予測最大 HR での $\dot{V}O_2$ max を予測する外挿法もある．$\dot{V}O_2$ max は体格によって影響を受けるため，絶対量より単位体重あたりの分時値が重要である．$\dot{V}O_2$ max の測定は被検者をオールアウトまで追い込むため，リスクを伴うことと，被検者の努力性によって必ずしもレベリングオフまで運動負荷を増加させることが困難であるため，実際は最高値を測定していることが多い（$\dot{V}O_2$ peak）．その正常値は 20 代で約 40.1/33.1ml/min/kg，40 代で 33.2/29.0ml/min/kg，60 代で 37.6/30.7ml/min/kg（男性/女性）である[*7]．

しかし，必ずしも $\dot{V}O_2$ max は全身持久力を表しているとは限らない．なぜなら持久性は，有機的パワーの最大値よりもその持続性のほうが重要であるからである．その指標に無酸素性作業閾値 aneobic threshold（AT）がある．低負荷から漸増的に運動強度を増していくと，有酸素性エネルギーに加えて無酸素性エネルギーが使われるようになり，血中乳酸濃度が急激に上昇する運動強度となる．この時点が

[*7] 日本人の運動時呼吸循環の標準値. Japanese Circulation Journal 1992; 56 Suppl V.

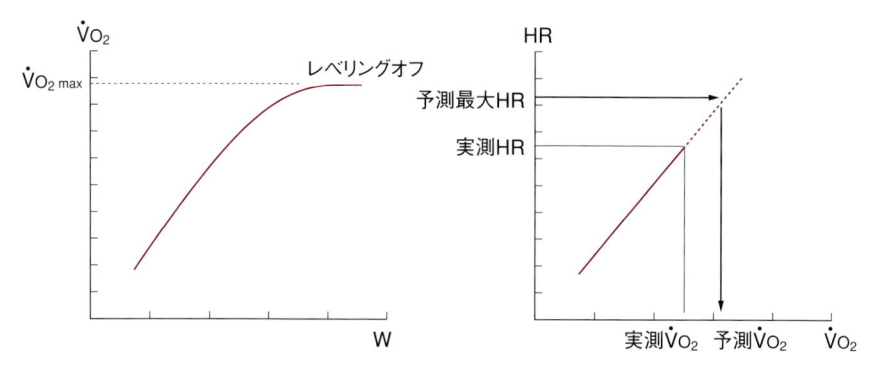

図1-40　最大酸素摂取量の求め方

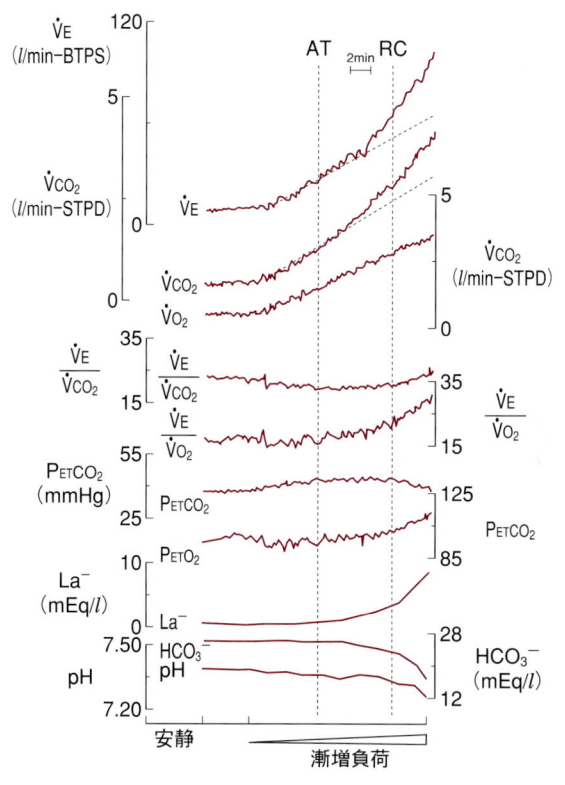

図1-41　運動負荷中の換気反応

3．運動の要素　67

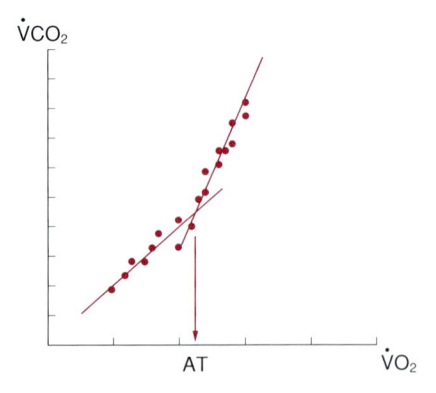

図1-42　V-slope法によるAT測定

ATである（図1-40）．ATの測定方法には，血中乳酸濃度を用いる方法とWassermanによる呼気ガス分析を用いた方法とがある（図1-41）．前者は無酸素性パワーが動員され，血中乳酸濃度が急激に上昇する点をATとする方法である．後者は乳酸が増加し呼吸中枢が刺激されることと，予備アルカリが分解されて二酸化炭素が産出されるために酸素摂取量の増加率より二酸化炭素排出量の増加率が上昇することを利用した方法で，V-slope法とよばれる（図1-42）．これらで観測されたATでの$\dot{V}_{O_2}$が体力の指標として利用される．V-slope法で求められる正常値は，20代で約20.1/17.6m*l*/min/kg，40代で17.3/16.8m*l*/min/kg，60代で20.2/17.3m*l*/min/kg（男性/女性）で，$\dot{V}_{O_2\,max}$の約60％程度である[*8]．

〈解良武士〉

[*8] 日本人の運動時呼吸循環の標準値．Japanese Circulation Journal 1992; 56 Suppl V.

4．運動のバイオメカニクス

A 運動の法則

1．運動の第1法則（慣性の法則）
- 物体に外力が働かないときには，静止している物体は常に静止している．
- 物体に外力が働いていてもそれがつりあっていれば，物体は静止するかいつまでも等速直線運動を続ける．

  静止も速度0の等速度に含めると，等速度⇔力のつりあいという関係が成り立つ．

2．運動の第2法則（運動の法則）
物体(質量 m) に力(F) が働くとき，力の合力(F) の方向へ加速度(a) が生じる．このとき，
- 加速度は力の大きさに正比例する．
- 加速度は物体の質量に反比例する．
- 加速度は力の働く方向と同一方向に生じる．

これらのことから $F = ma$ という公式が成り立つ．

物体に働く力Fは〔N〕，質量mは〔kg〕，加速度aは〔m/sec^2〕で表される．

例をあげて説明すると，図1-43aのように質量の等しい2つの物体があるとする．質量6kgの物体に300Nの力が働くときと600Nの力が働くときを比較する．作用する力が大きくなると加速度が大きくなることがわかる．

次に図1-43bのように質量が3kgと6kgの異なる2つの物体があるとする．これらの物体に300Nの力が働くときを比較すると，物体の質量が増えると加速度が小さくなることがわかる．

次に図1-44aのように物体に対して，実線方向に力が生じていれば物体には同じ実線方向に加速度が生じ，点線方向に力が生じていれば物体には同じ点線方向に加速度が生じる．これら2つの力の合成は結局のところ物体に対して水平に働くので，この物体には水平方向の加速度が生じる．また，図1-44bのように物体にいくつかの力が生じている場合は，その合力と同じ方向に加速度が生じる．それぞれ反対方向から力が生じている場合，合力の和が小さくなるため加速度も小さくなる．

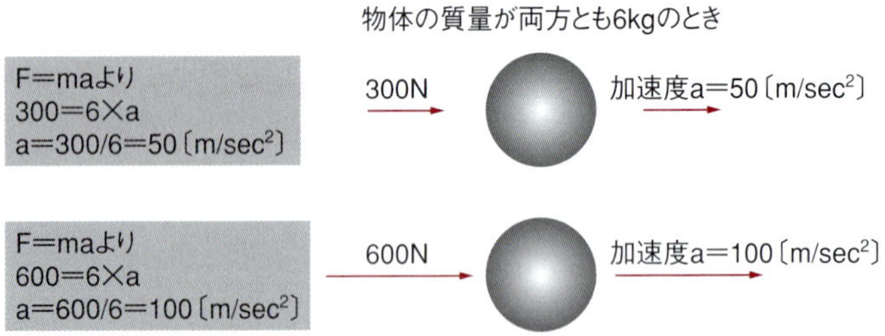

物体の質量が両方とも6kgのとき

F=maより
300=6×a
a=300/6=50〔m/sec²〕

300N → ● 加速度a=50〔m/sec²〕→

F=maより
600=6×a
a=600/6=100〔m/sec²〕

600N → ● 加速度a=100〔m/sec²〕→

図1-43a

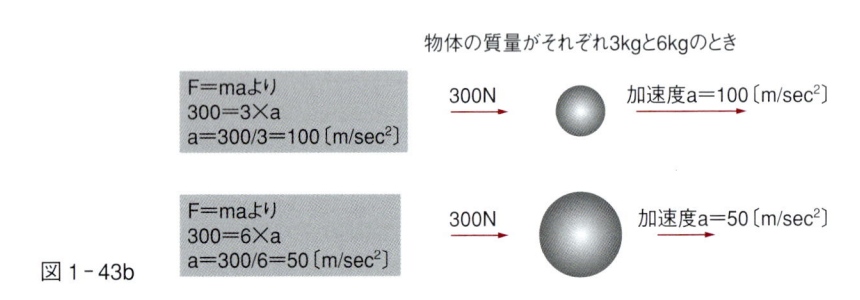

物体の質量がそれぞれ3kgと6kgのとき

F=maより
300=3×a
a=300/3=100〔m/sec²〕

300N → ● 加速度a=100〔m/sec²〕→

F=maより
300=6×a
a=300/6=50〔m/sec²〕

300N → ● 加速度a=50〔m/sec²〕→

図1-43b

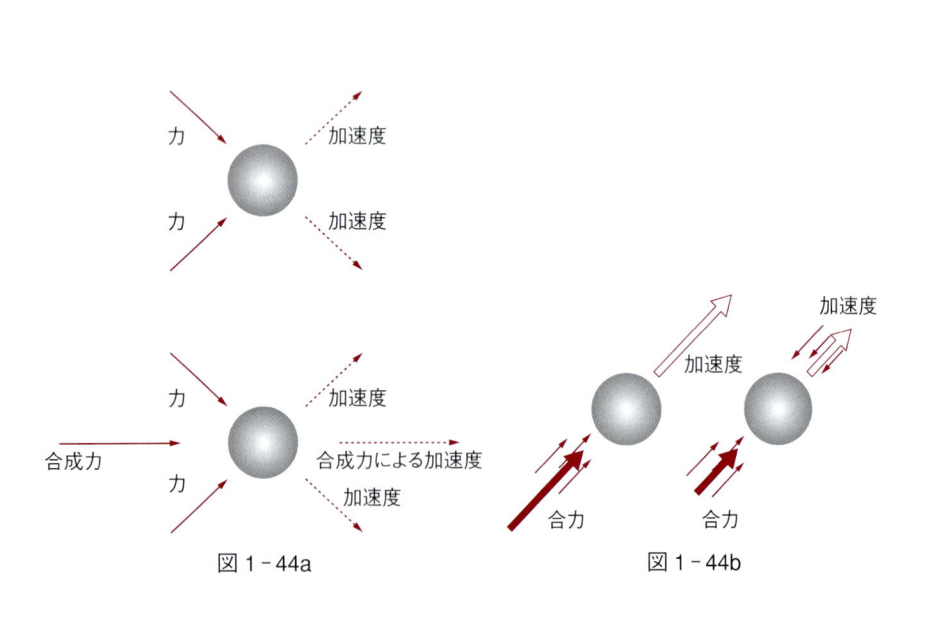

図1-44a

図1-44b

第1章 運動学総論

これら3つが運動の法則である．

3．運動の第3法則（作用反作用の法則）

ある物体Aが別の物体Bに力を働かせるとき，同時に物体Bから物体Aに対しても等しい力が同一の作用線上で働き，反対向きの力が働く．この関係を作用反作用の法則という．

図1-45のように質量2kgの箱には9.8m/sec^{2}の重力加速度が生じるため，箱には約20Nの重力が生じる．この箱が地面に接しているときには地面に20Nの力が作用するのと同時に同一作用線上の反対向きの力20Nが地面から箱に対して生じる．もしこの箱に1kgの巨大カエルがのると，箱の上に10Nの力が作用するのと同時に同一作用線上の反対向きの力10Nが，箱からカエルに対して生じる．また箱の質量にカエルの質量1kgが加わるので全体の重さは3kgとなり，地面に30Nの力が作用するのと同時に同一作用線上の反対向きの力30Nが，地面から箱に対して生じる．またカエルを指で突いたときに生じる指からカエルに作用する力とカエルから指に作用する力は同一作用線上で等しくなる．これが作用反作用の法則である．

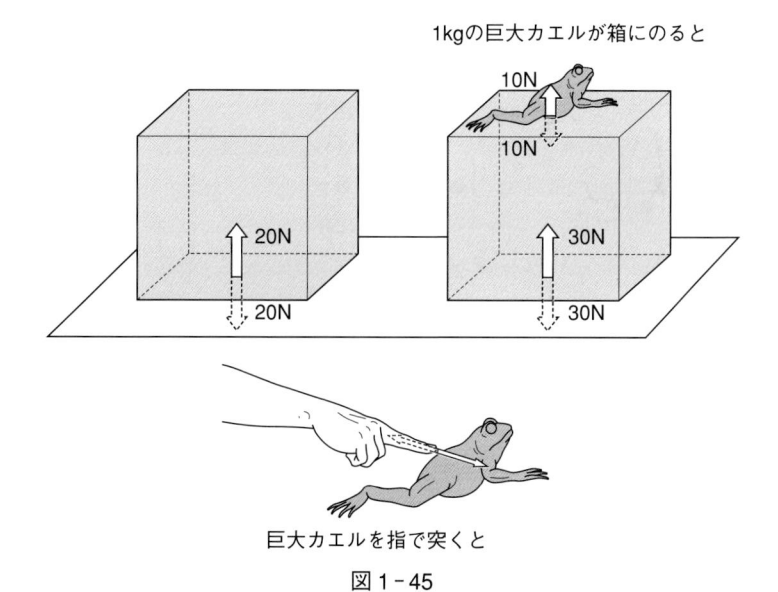

1kgの巨大カエルが箱にのると

20N
20N

10N
10N
30N
30N

巨大カエルを指で突くと

図1-45

B モーメント

1. 力のモーメント

　運動の法則で述べたように，力が働くと物体は加速度を生じて結果として移動する．運動の法則では，物体を重心で代表される質点として考えて，力が働いたときに物体の重心が移動することに限定して述べた．力の作用は物体を直線運動させること以外にもう一つの作用をもつ．図1-46a に示すようにある細長い物体の中心にこの物体の重心があるとして，この物体の中心に矢印のような力が働くとする．するとこの物体は矢印の方向に移動する．一方図に示すように，重心よりも外側に力が働けばこの物体は回転する．力が物体を回転させる作用を力のモーメントとよんでいる．力のモーメントは図1-46b に示すような形で求められる．物体を回転させる作用である力のモーメント(M) は，力(F) の大きさと重心から力の作用線までの垂線の長さ（通常レバーアームとよぶ）(l) との積に等しい．よって力(F) が大きくなるか，レバーアームが長くなるとモーメントは大きくなる．さらに図1-46c のように，2つの物体が連結しているときには，物体の連結点が回転中心となり物体は回転する．物体が連結している場合も，力(F) とレバーアーム(l) との積で同じようにモーメント(M) を求めることができる．

物体の重心に力が加われば物体は移動する

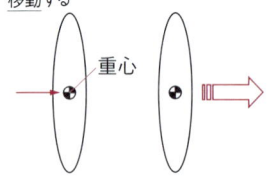

物体の重心より外側に力が加われば物体は回転する

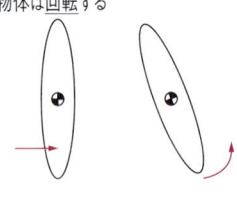

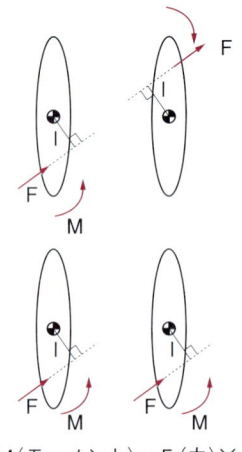

M（モーメント）＝F（力）× l（重心からベクトルの作用線までの垂線の長さ）

図1-46a　　　　図1-46b

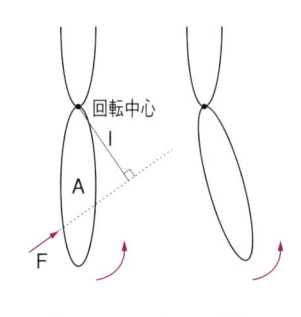

M（モーメント）＝F（力）× l（レバーアーム）

図1-46c

2. テコにおける力のモーメント

図 1-47a に示すように長さ 40cm の棒の左に 3kg と右に 1kg の錘がついているとする．左右の錘の比が 3：1 であるから，重い左の錘から 10cm の位置を支えれば，この錘のついた棒はつりあう．すなわち錘の重さとは反対に錘から支点までの長さの比は 1：3 となる．このテコのつりあいをモーメントで考えてみると，左の錘のレバーアームは 10cm，錘の重さは 3kg である．モーメントの単位は〔Nm〕であるため，10cm＝0.1m，3kg の錘に加わる重力は 30N より，0.1m×30N＝3〔Nm〕となる．右の錘のレバーアームは 30cm，錘の重さは 1kg であり，0.3m×10N＝3〔Nm〕となる．テコの支点に対して左回りに生じるモーメントと右回りに生じるモーメントが等しくなり，このテコがつりあっていることがわかる．このときに忘れてはならないのがテコの支点には 40N の上向きの力がかかっているということである．テコの支点に働く力がない棒は錘の重さによって全体的に下方に移動してしまう．支点が存在しなくなるため回転が発生しなくなってしまう．また，棒が傾いてつりあっているときも，レバーアームは図 1-47b に示したようになり，棒が水平のときと同様の方法でモーメントを計算し，テコのつりあいを確かめることができる．

3. テコの種類

テコは 3 つの種類で表すことができる．指で押している部分を力点，カエルがのっている部分を荷重点，三角形で支えられている部分を支点として，図 1-48 で 3

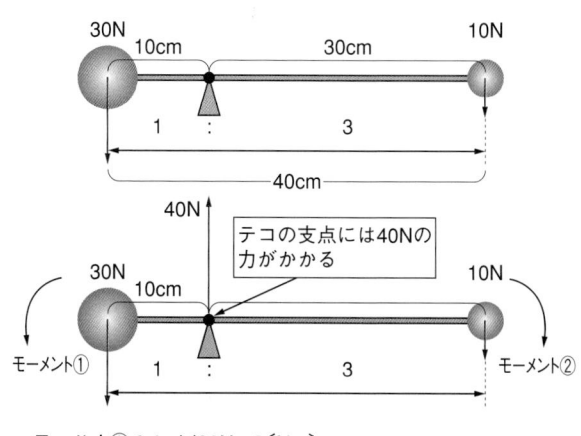

モーメント① 0.1m×30N＝3〔Nm〕
モーメント② 0.3m×10N＝3〔Nm〕よってモーメント①＝モーメント②

図 1-47a

レバーアーム① レバーアーム②

図1-47b

a) 第1のてこ

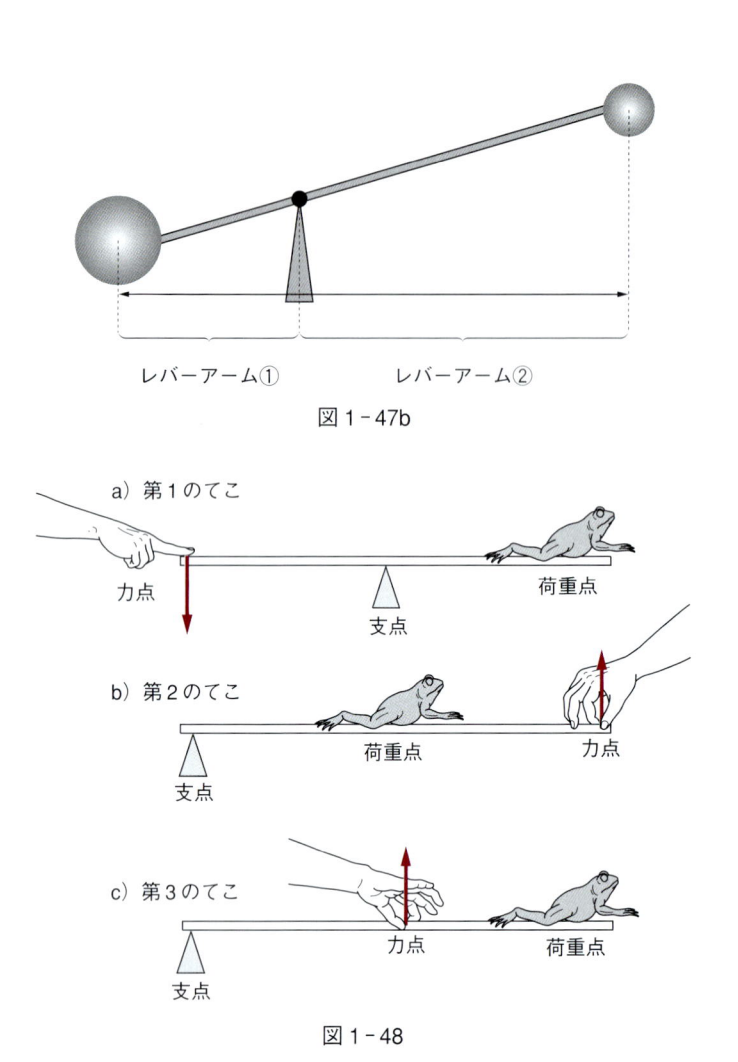

力点　支点　荷重点

b) 第2のてこ

支点　荷重点　力点

c) 第3のてこ

支点　力点　荷重点

図1-48

種類のテコを示す．図1-48aでは指で押している力点とカエルがのっている荷重点が両端に存在し，支点は力点と荷重点の間にある．このような形のテコを第1のテコとよぶ．図1-48bでは支点と力点が両端にあり，カエルがのっている荷重点がその間にある．このとき力点では指で押しているのではなく，上向きに持ち上げている．このような形のテコを第2のテコとよぶ．図1-48cでは支点と荷重点が両端にあり，手で持ち上げている力点がその間にある．このような形のテコを第3のテコとよぶ．

この3種類のテコの生体での例を図1-49で示す．図1-49aのように仰向けに

a) 第1のてこ　　　　　　　　　　b) 第3のてこ

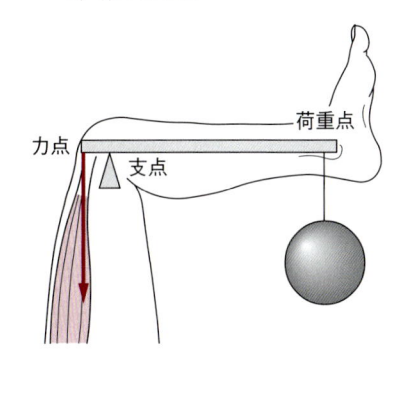

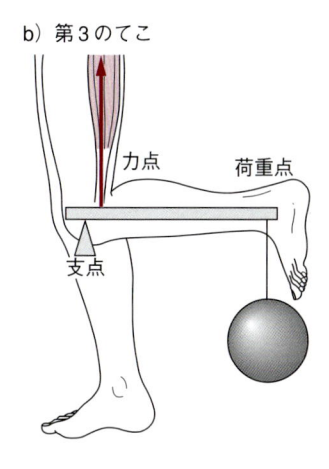

図1-49

なり，膝を90°屈曲位にして足首から錘をつるす．このとき，支点を膝関節として，膝を屈曲させようとする錘の重さとこれに対抗する大腿四頭筋の筋張力との関係が第1のテコになっている．図1-49bのように，立位姿勢で膝を90°屈曲位にして足首から錘をつるす．このとき，支点を膝関節として，大腿を伸展させようとする錘の重さとこれに対抗するハムストリングスの筋張力との関係が第3のテコになっている．生体では第1，第3のテコがほとんどであり，第2のテコの例はほとんどない．

　これら3種類のテコは力点，荷重点，支点がそれぞれ異なっているが，支点を中心として，力点と荷重点の関係より力のモーメントを計算すれば必ずつりあうのである．その例を第3のテコを用いて図1-50に示す．テコの支点である膝関節点から40cm離れた足首に錘をつるす．この状態で膝の屈曲角度を保持しているとすると，筋張力によるモーメントと錘の重さによるモーメントは等しくなるので，図1-50のような関係が成り立ち未知数である筋張力が計算できるのである．当然のことながらモーメントの支点の膝関節に近い位置に錘をつるすと筋張力が少なくてすむことがわかる．

C 仕事とエネルギー

1. 仕事とは

　仕事はある物体に力を加えることによって，どれだけその物体が動いたかということで，評価される．ある物体にいくら力を加えても動かなければ仕事をしたこと

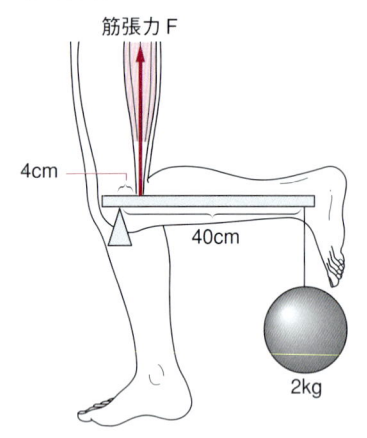

錘を足首につるすと　　　　　　　錘を下腿中央につるすと

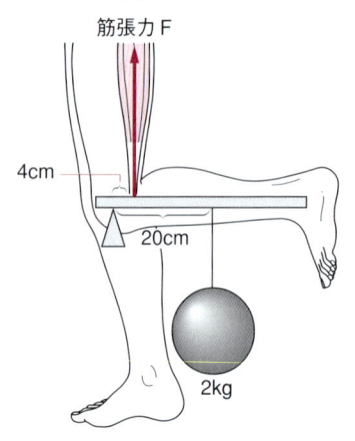

筋張力によるモーメント＝
錘の重さによるモーメントより

0.04m×筋張力F＝0.4m×20Nとなり，
筋張力F＝8/0.04＝200N

筋張力によるモーメント＝
錘の重さによるモーメントより

0.04m×筋張力F＝0.2m×20Nとなり，
筋張力F＝4/0.04＝100N

図1-50

にはならない．図1-51a）のように地面に置かれている荷物を持ち上げるときに，いくらこの人が力を入れていても，荷物が持ち上がらなければ，仕事は0である．すなわち仕事はどんな力を加えて物体をどれだけ移動させたかということが重要となる．よって，仕事は物体に加えた力と移動させた距離に比例する．このことから仕事は，物体に加えた力と距離との積で求められる．もしb）のように5kgの箱を1m上に持ち上げたとすると，質量5kgの物体に働く重力は50Nなので，50N×1m＝50Jの仕事を荷物に対してしたこととなる．

2．位置エネルギーと運動エネルギー

仕事とエネルギーは同じものとして間違ってとらえられることが多いが，実際は別のものである．仕事は力を加えて物体が動かなければ定義できないが，エネルギーの場合は実際に動く必要はない．図1-51のように箱を持ち上げた際には，箱に対して重力が働く．箱に重力が働くため，箱は落下能力をもつことになる．落下能力は箱の質量が大きくなればなるほど，持ち上げられた高さが高くなればなるほど大きくなる．この落下能力のことを位置エネルギーとよんでいる．先ほど説明したように位置エネルギーは重力加速度g(m/sec^2)がいつも一定とすると，物体の質量m(kg)の大きさと持ち上げる高さh(m)に比例するため，位置エネルギー

図 1-51

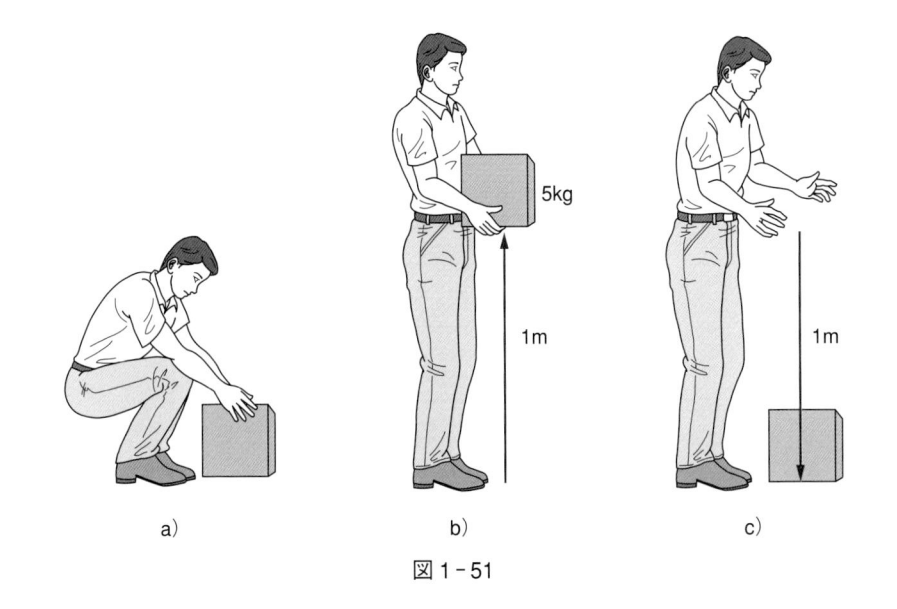

(J) = mgh という式が成り立つ．次にこの高いところにある荷物を地面に落とした場合を考える．手を離して荷物を落とす場合，荷物には重力が働いて落下する．この落下距離だけ荷物は移動したので，物体に対して重力が仕事をしたことになる．図 1-51c) では物体の質量は 5kg で，落下した距離は 1m なので重力がした仕事は 50N×1m＝50J となる．このとき物体が落下し，位置エネルギーは減少する一方で，静止していた物体が落下運動することにより物体の速度が増加し，運動エネルギーが増加したのである．すなわち物体の落下能力が減少する一方で，物体の運動能力が増加したといえる．図 1-52 のように，物体が高い位置にあるときには，物体が落下能力をもつため位置エネルギーが大きくなり，物体が落下した際に速度が増加すると物体の運動能力が大きくなるため，運動エネルギーが大きくなる．物体が接地する直前で，速度が最大となるので運動エネルギーも最大となる．運動エネルギーは質量 (m) と物体の速度 (v) が大きくなればなるほど大きくなり，運動エネルギー (J) ＝ 1/2 mv² という式で表すことができる．

3．力学的エネルギーの保存

図 1-53 のようにトロッコに人が乗っているとする．トロッコが高いところにあり，位置エネルギーが高い状態からブレーキを解除してトロッコが下向きに走り始めると位置エネルギーは減少する．位置エネルギーが減少する一方で，トロッコの速度が増加するので，運動エネルギーが増加する．トロッコが下って次に上昇を始

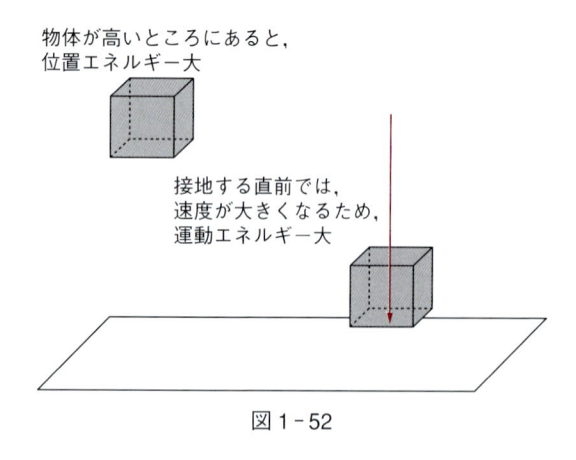

物体が高いところにあると，
位置エネルギー大

接地する直前では，
速度が大きくなるため，
運動エネルギー大

図1-52

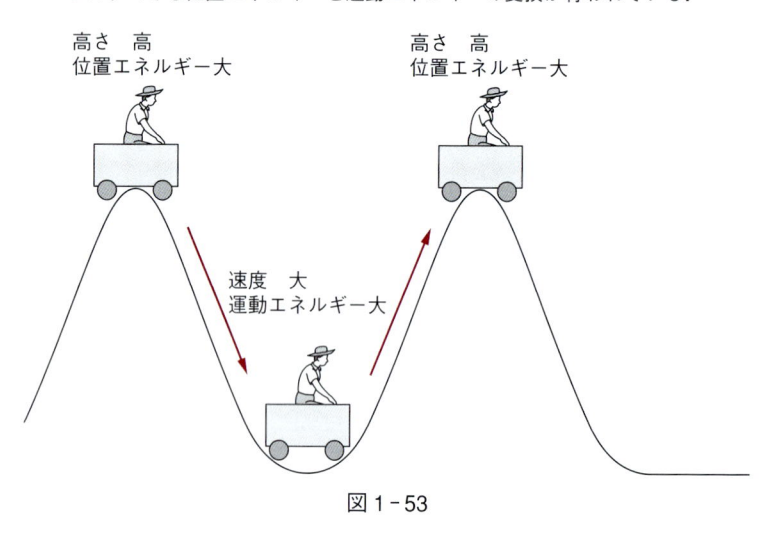

トロッコでも位置エネルギーと運動エネルギーの変換が行われている．

高さ　高
位置エネルギー大

高さ　高
位置エネルギー大

速度　大
運動エネルギー大

図1-53

めると，位置エネルギーが増加する一方で速度が減少するので運動エネルギーは減少する．このようにトロッコの例では位置エネルギーと運動エネルギーが交互に変換しながら移動するのである．もし，レールに摩擦が生じなければ位置エネルギー＋運動エネルギー＝一定の関係を保ちながらどこまででもトロッコは進んでいく．これを力学的エネルギー保存とよぶ．

4．歩行時における力学的エネルギー

歩行時においても，位置エネルギーと運動エネルギーの変換が行われている．歩

歩行でも位置エネルギーと運動エネルギーの変換が行われている．

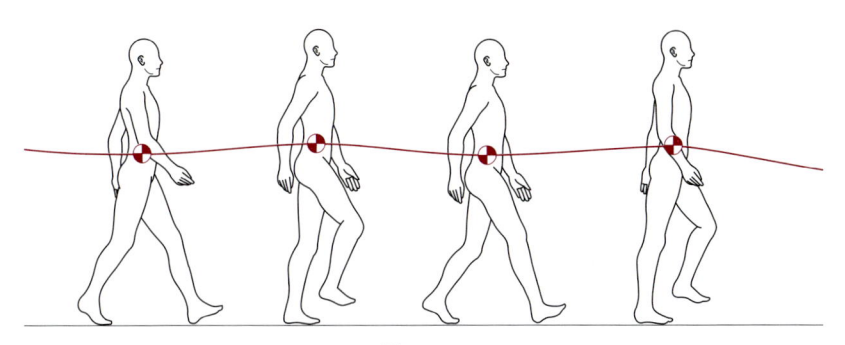

図1-54

　行時の身体重心の位置を観察すると，図1-54のように上下動しながら身体重心は進んでいく．歩行時の身体重心位置は単脚支持期のときに高くなり，両脚支持期のときに低くなる．単脚支持期では身体重心位置が高くなり位置エネルギーが増加する．単脚支持期から両脚支持期に移行する間に重心位置は次第に低くなり，位置エネルギーが減少するが前下方に速度を増加させながら移動し，運動エネルギーが増加する．両脚支持期から単脚支持期に移行する間に重心位置は次第に高くなり，運動エネルギーが減少する一方で位置エネルギーが増加する．このように人間の歩行においても位置エネルギー＋運動エネルギー≒一定の関係を保ちながら身体を前方へ効率よく移動させることができるのである．

〈勝平純司〉

第2章　部位別運動学

1．上肢の運動学

A 肩甲帯と肩関節

1．構　造
a）骨

　体幹と上肢を連結している肩関節周囲の構造を肩甲帯という（上肢帯，肩帯ともよばれる）．肩甲帯を構成する骨は肩甲骨と鎖骨であり，肩関節は肩甲骨と上腕骨から構成される（図2-1）．

b）関節と靱帯

　体幹と上肢は①胸鎖関節，②肩鎖関節，③肩関節（肩甲上腕関節），④肩甲胸郭関節からなる（図2-2）．胸鎖関節，肩鎖靱帯，肩関節は滑膜関節であるが，肩甲胸郭関節は滑膜関節ではなく機能的な連結である．

　　1）胸鎖関節

　　　胸鎖関節は胸骨柄と鎖骨の内側端（近位端）との間の滑膜関節であり，肩甲帯と体幹を連結する唯一の関節である．胸鎖関節は構造的には鞍関節であ

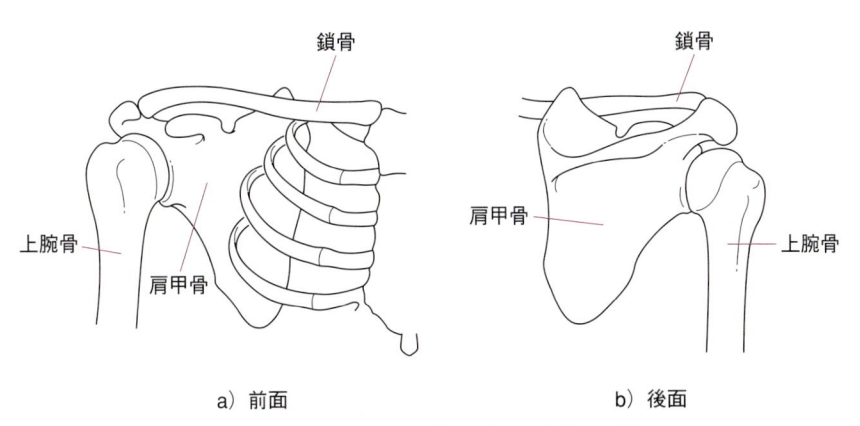

図2-1　肩甲帯および肩関節を構成する骨
a）前面　　b）後面

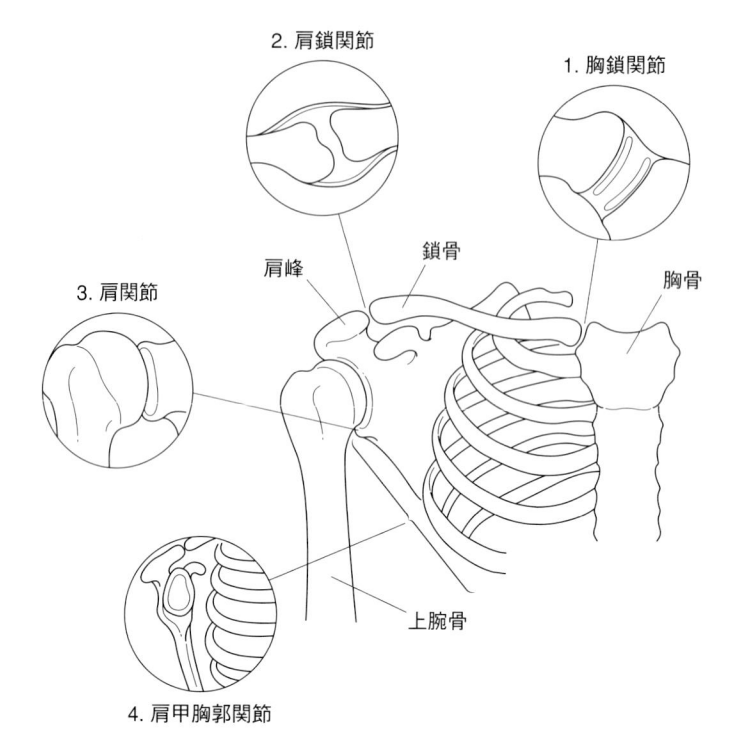

図2-2 体幹と上肢を連結する関節

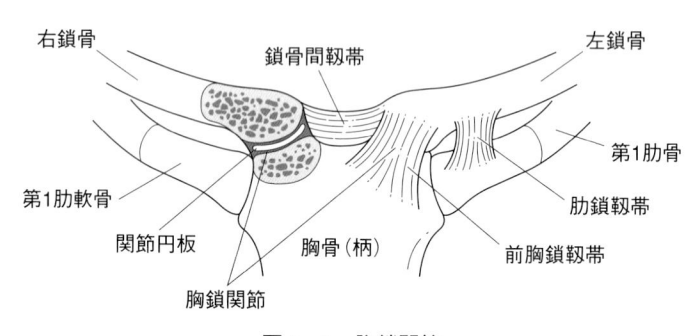

図2-3 胸鎖関節

るが，関節内に線維軟骨性の関節円板が関節内に介在するため，機能的には球関節である．

　胸鎖関節は主として鎖骨と第1肋骨を結ぶ肋鎖靱帯により固定され，前胸鎖靱帯，後胸鎖靱帯，鎖骨間靱帯により補強されている（図2-3）．

図2-4　胸鎖関節の突出と後退

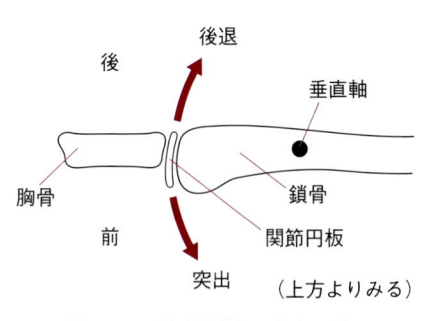

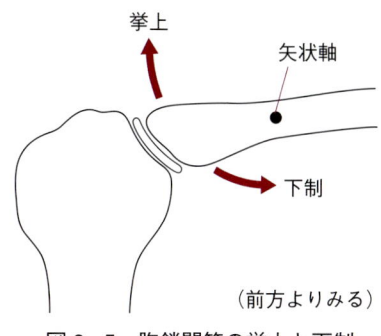

図2-5　胸鎖関節の挙上と下制

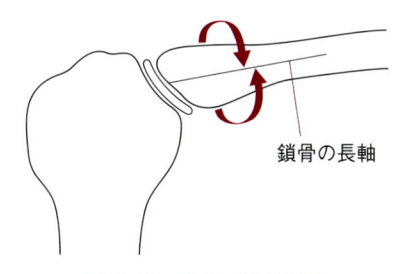

図2-6　胸鎖関節の回旋

　関節円板は上方で鎖骨に，下方で第1肋骨に付着し，胸鎖関節を2つの機能的単位に分けている．
①前後方向の滑り（鎖骨の突出―後退）：水平面上の肋鎖靱帯を通る垂直軸（図中の●）のまわりの運動で，胸骨と関節円板との間でおこる（図2-4）．
②上下方向の滑り（鎖骨の挙上―下制）：前額面上の矢状軸（図中の●）のまわりの運動で，鎖骨と関節円板との間でおこる（図2-5）．
　このほか胸鎖関節では鎖骨の長軸を軸としての回旋がおこる（図2-6）．
　肩関節屈曲，外転90°までは肩関節が10°屈曲・外転するごとに鎖骨が4°ずつ挙上するが，90°を超える肩関節屈曲・外転では，胸鎖関節の運動はほとんどみられない．胸鎖関節の運動に伴って鎖骨の外側端（遠位端）は上方に10cm，下方に3cm，後方に3cm動き，鎖骨の長軸のまわりで30°の軸回旋がみられる．鎖骨の運動は下方で第1肋骨に制限され，前後方向の可動性は靱帯の緊張によって制限される．
　胸鎖関節での鎖骨の突出―後退，挙上―下制時，肩鎖関節では相反する運動がおこる．すなわち，鎖骨の内側端の下制は鎖骨の外側端の挙上を伴い，鎖骨の外側端の突出は鎖骨の内側端の後退を伴う．これに対して軸回旋は同

図 2-7　肩鎖関節

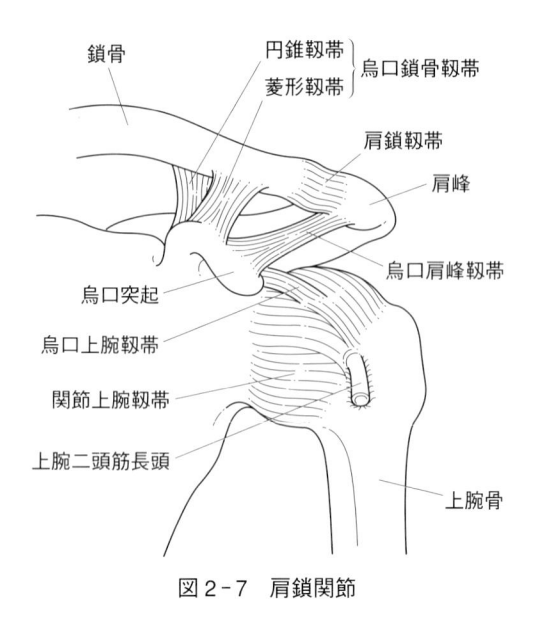

じ方向におこる．

2）肩鎖靱帯

　肩鎖靱帯は肩峰と鎖骨の外側端との間の半関節である．関節内には胸鎖関節と同じように関節円板が介在する．肩鎖関節は烏口肩峰靱帯，烏口鎖骨靱帯（円錐靱帯，菱形靱帯からなる）により固定され，肩鎖靱帯により補強される（図 2-7）．

　肩鎖関節では 30°の回旋が行われ，胸鎖関節における 30°の回旋と合わせると，肩甲骨は体幹に対して 60°の回旋が可能である．回旋は烏口鎖骨靱帯の緊張により制限される．肩関節屈曲 30°までに約 20°の可動性がみられる．

3）肩関節（肩甲上腕関節）

　肩関節は肩甲骨関節窩と上腕骨頭との間の関節であり，多軸性の球関節である．上腕骨頭は肩甲骨関節窩の約 3 倍の大きさがある．人体のなかで最も可動性にすぐれた関節であるが，骨性の支持に欠ける．関節の支持性は関節窩周囲の関節唇・靱帯・筋・腱により補われている．

　肩関節周囲には烏口上腕靱帯，関節上腕靱帯，烏口肩峰靱帯がある（図 2-7）．力学的に最も重要な働きをするのは烏口上腕靱帯である．関節上腕靱帯は上部，中部，下部に分かれ Z 状となり，関節の前面を補強する．

　肩関節は次のような筋によって補強されている．

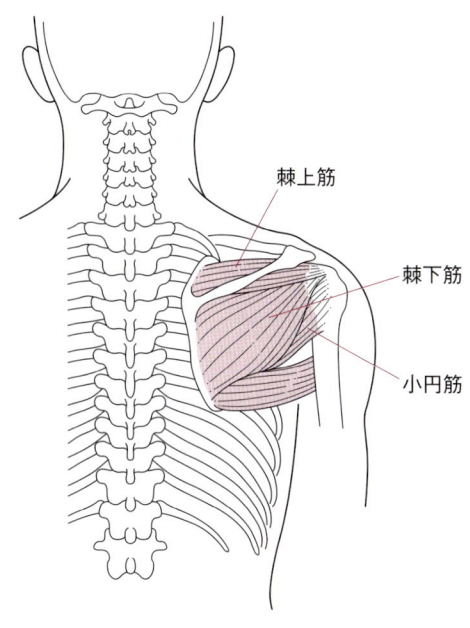

図2-8 回旋筋腱板

　　上面：棘上筋と上腕二頭筋長頭
　　下面：上腕三頭筋長頭
　　前面：肩甲下筋，大胸筋，大円筋
　　後面：棘下筋と小円筋

　肩甲下筋，棘上筋，棘下筋，小円筋の4筋は上腕骨の大・小結節周囲に付着し，1つの腱板（回旋筋腱板またはローテータカフ rotator cuff）を形成し，関節の安定性に関与する（図2-8）．

4）肩甲胸郭関節

　肩甲胸郭関節は肩甲骨と胸郭との間の関節である．この関節は真の関節（滑膜関節）ではなく，機能的な関節である．胸郭上での肩甲骨の動きは，胸鎖関節と肩鎖靱帯の動きに関連する．

c）筋

　肩甲帯および肩関節の主な筋を図2-9，図2-10に示す．肩甲帯（肩甲骨と鎖骨）の運動に関与する筋の筋名，起始，停止，支配神経，作用を表2-1に示す．また，肩関節の運動（肩甲骨と上腕骨）の関与する筋の筋名，起始，停止，支配神経を表2-2に示す．

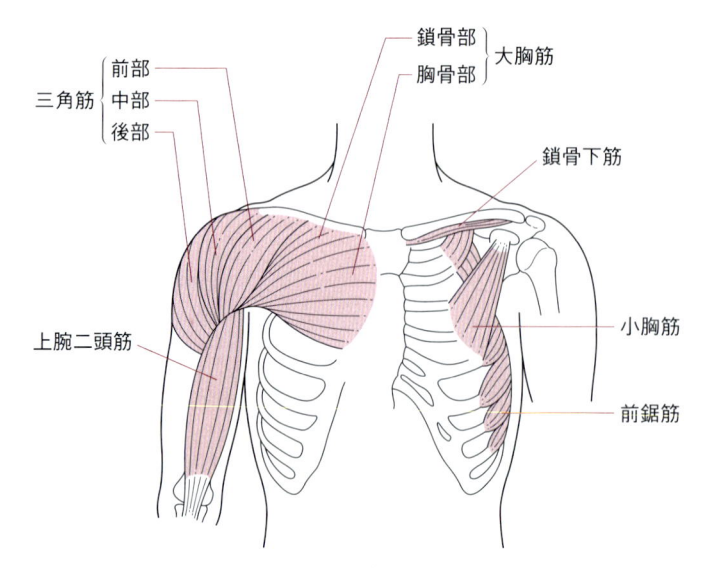

図2-9 肩甲帯および肩関節の筋（前面）

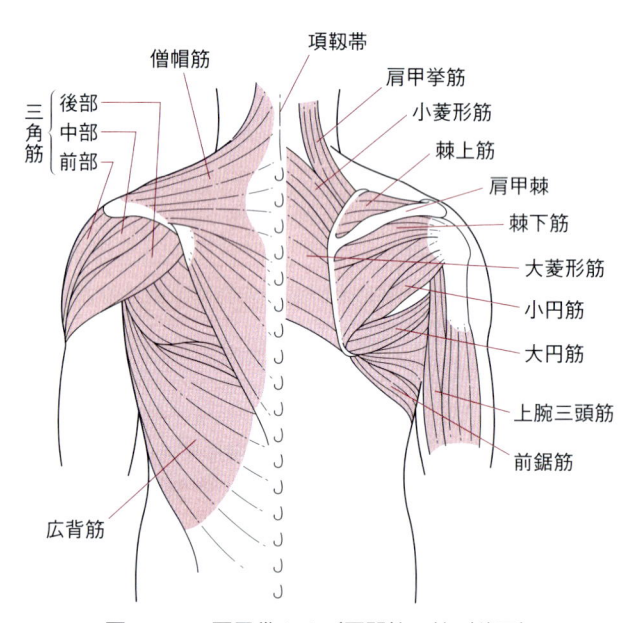

図2-10 肩甲帯および肩関節の筋（後面）

表 2-1　肩甲帯の筋

筋	起始	停止	支配神経	作用
鎖骨下筋	第1肋骨(胸骨端)	鎖骨中央下面	鎖骨下筋神経C5~6	鎖骨の下制
小胸筋	第2~5肋骨前面	肩甲骨烏口突起	内側・外側胸神経C6~Th1	肩甲骨下制，下方回旋，外転
前鋸筋	第1~9肋骨側面	肩甲骨内側縁	長胸神経C5~8	肩甲骨外転，上方回旋
僧帽筋	後頭骨，項靱帯，C7~T12の棘突起	肩甲棘，肩峰，鎖骨外側1/2	副神経と頚神経叢筋枝C2~4	上部：肩甲骨挙上　中部：内転　下部：下制　全体として上方回旋
肩甲挙筋	C1~C4横突起	肩甲肩上角，内側縁上部	肩甲背神経C3~5	肩甲骨挙上
菱形筋	C6~Th4棘突起	肩甲骨内側縁下部2/3	肩甲背神経C4~5	肩甲骨挙上，内転，下方回旋

2．機能（運動）

a）肩甲帯

　肩甲骨は胸郭背面上で正中線から5~6cm離れた位置で，第2肋骨と第7肋骨の間に位置する．肩甲棘の内側縁は第3胸椎，下角は第7~8胸椎棘突起の高さに相当する（図2-11）．肩甲骨は前額面に対して30°の角度をなし，肩甲骨と鎖骨は60°の角度をなす（図2-12）．肩甲骨は胸鎖関節と肩鎖関節の動きを伴いながら胸郭上を動き，胸鎖関節を支点に挙上，下制，外転，内転，上方回旋，下方回旋を行う．肩甲骨は上下に10~12cm，内外に15cm，上下方向に60°回旋する．

挙上―下制：肩甲骨が上方（頭側）に動くことを挙上といい，肩甲骨が下方（尾側）に動くことを下制という（図2-13）．肩甲骨の挙上には僧帽筋上部，肩甲挙筋，菱形筋が関与し，下制には鎖骨下筋，小胸筋，僧帽筋下部が関与する．

外転―内転：肩甲骨内側縁が脊椎から離れるような動きを外転といい，肩甲骨内側縁が脊椎に近づく動きを内転という（図2-14）．外転には前鋸筋，小胸筋が関与し，内転には僧帽筋中部，菱形筋が関与する．

上方回旋―下方回旋：肩甲骨関節窩が上方を向くような回旋を上方回旋といい，肩甲骨関節窩が下方を向くような回旋を下方回旋という（図2-15）．上方回旋には僧帽筋上部，僧帽筋下部，前鋸筋が関与し，下方回旋には菱形筋，小胸筋が関与する．

表2-2 肩関節の筋

筋	起始	停止	神経	作用
三角筋	肩甲棘，肩峰，鎖骨の外側1/3	上腕骨外側	腋窩神経 C5-6	前部：屈曲，水平内転 中部：外転 後部：伸展，水平伸展
棘上筋	棘上窩	上腕骨大結節	肩甲上神経 C4-6	外転
大胸筋	鎖骨内側2/3，胸骨前面，第1～6肋骨，腹直筋鞘前葉	上腕骨大結節稜	内側胸筋神経，外側胸筋神経 C5-Th1	鎖骨部：屈曲，水平屈曲 胸腹部：内転，水平屈曲
烏口腕筋	肩甲骨烏口突起	上腕骨内側	筋皮神経 C6-7	
肩甲下筋	肩甲下窩	上腕骨小結節	肩甲下神経 C5-7	水平屈曲
広背筋	Th7以下の棘突起，下位肋骨，腸骨稜	上腕骨小結節稜	胸背神経 C6-8	水平屈曲，内旋伸展，内転
大円筋	肩甲骨下角	上腕骨小結節稜	肩甲下神経 C5-7	
棘下筋	肩甲骨棘下窩	上腕骨大結節	肩甲上神経 C4-6	伸展，内転，外旋
小円筋	肩甲骨外側縁上部1/2	上腕骨大結節	腋窩神経 C5-6	外旋，水平伸展

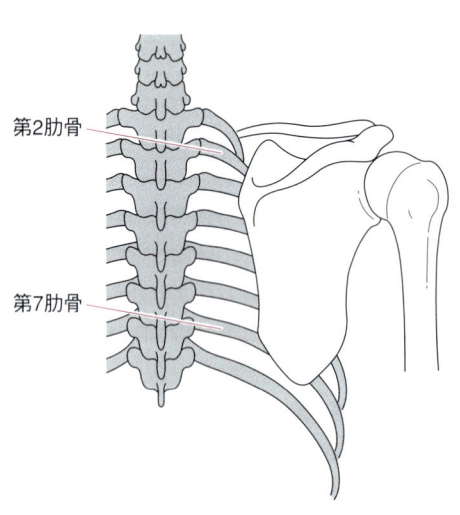

図2-11 肩甲骨の位置

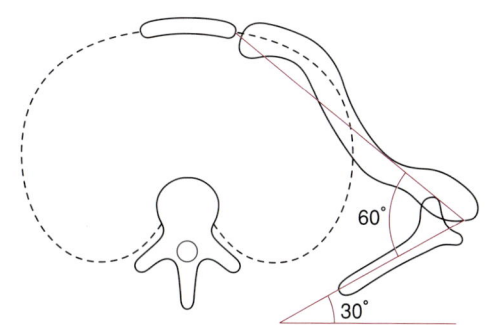

図 2-12　肩甲骨と鎖骨の位置

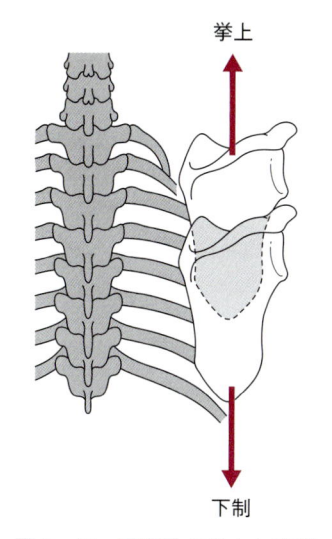

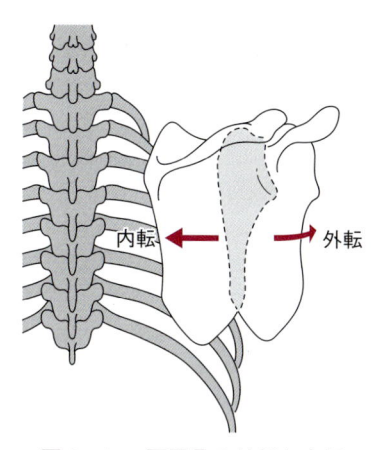

図 2-13　肩甲骨の挙上と下制　　図 2-14　肩甲骨の外転と内転

　肩甲骨の各方向に主に働く筋（動筋：◎で示す）と補助的に働く筋（補助筋：○で示す）を表2-3に示す．

b）肩関節

　肩関節では屈曲，伸展，外転，内転，外旋，内旋，水平屈曲，水平伸展が行われる（図2-16）．

屈曲―伸展：肩関節屈曲運動は約180°の可動性がある．肩関節屈曲が60°以上になると，肩関節が2°屈曲するごとに肩甲骨は1°ずつ上方回旋する．肩関節伸展運動では肩甲骨の下方回旋，内転，前傾運動を伴う（図2-17）．可動域は約60°である．

上方回旋　　　　　　　下方回旋

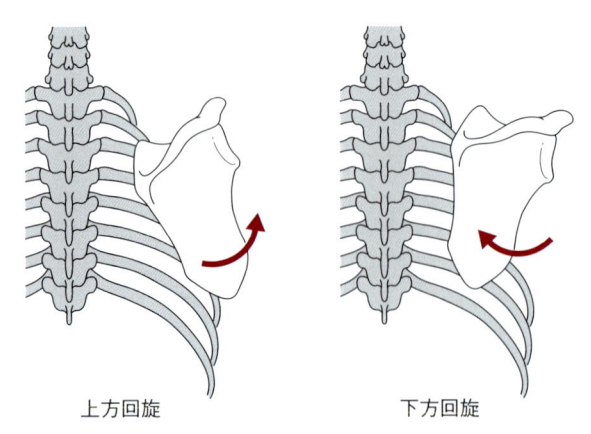

図2-15　肩甲骨の上方回旋と下方回旋

表2-3　肩甲骨の各運動に関与する筋

	挙上	下制	外転	内転	上方回旋	下方回旋
鎖骨下筋		◎				
小胸筋		◎	◎			◎
前鋸筋			◎		◎	
僧帽筋上部	◎			○	◎	
僧帽筋中部				◎		
僧帽筋下部		◎		○	◎	
肩甲挙筋	◎					○
菱形筋	◎			◎		◎

外転―内転:　肩関節外転120°で上腕骨の大結節が肩峰にあたるため，外転90°以上では上腕骨が外旋し，肩峰には小結節が面する．肩関節外転30°までは肩甲骨の運動がおこることなく肩関節のみで運動が行われ，それ以上の外転では肩関節外転2°ごとに肩甲骨が1°ずつ上方回旋する．したがって，上肢が180°外転すると，肩関節外転120°，肩甲骨上方回旋が60°となる．このような現象を肩甲上腕リズム scapulo-humeral rhythm という（図2-18）．

外旋―内旋:　それぞれの約90°の可動性がある．

水平屈曲―水平伸展:　水平面上の運動で，水平屈曲140°，水平伸展130°の可動性がある．

a) 肩関節の屈曲
屈曲

b) 肩関節の伸展
伸展

c) 肩関節の外転
外転

d) 肩関節の内転
内転

e) 肩関節の外旋, 内旋
外旋
内旋

f) 肩関節の水平屈曲, 水平伸展
水平屈曲
水平伸展

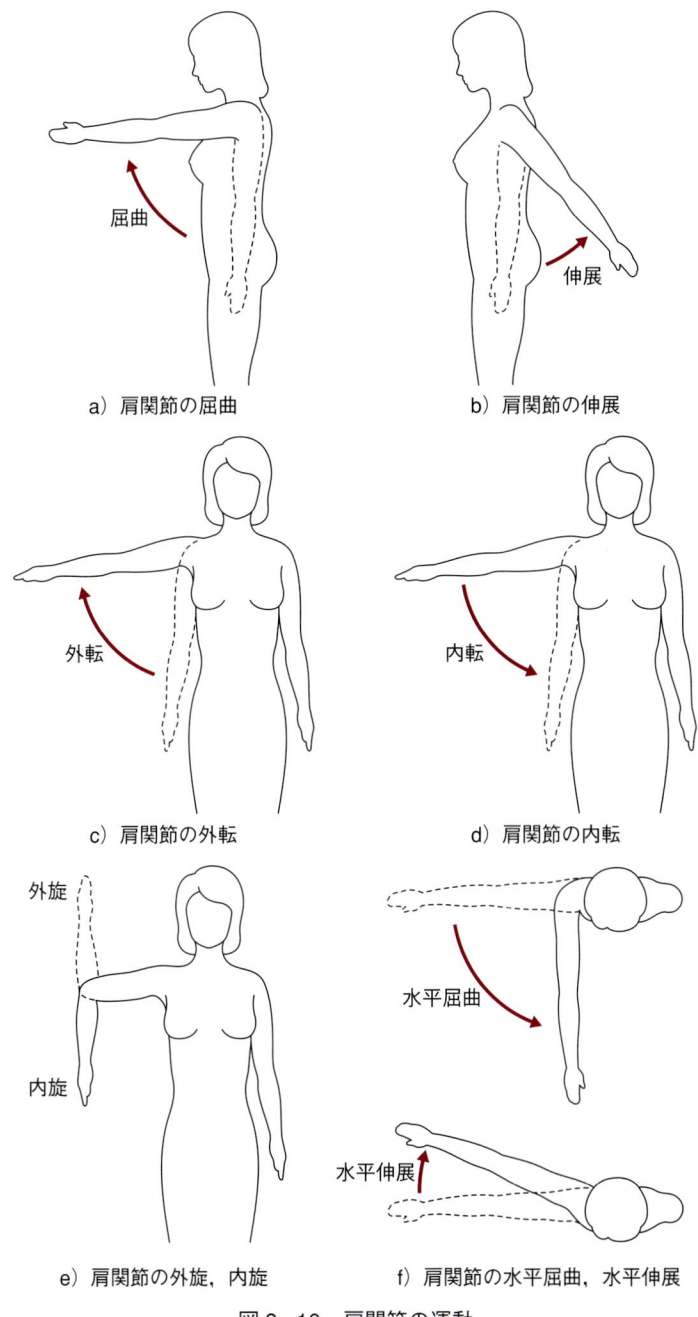

図 2-16 肩関節の運動

1. 上肢の運動学

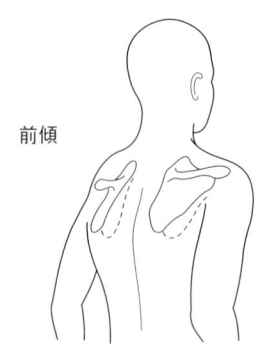

図 2-17　肩関節伸展時の肩甲骨の動き（前傾）

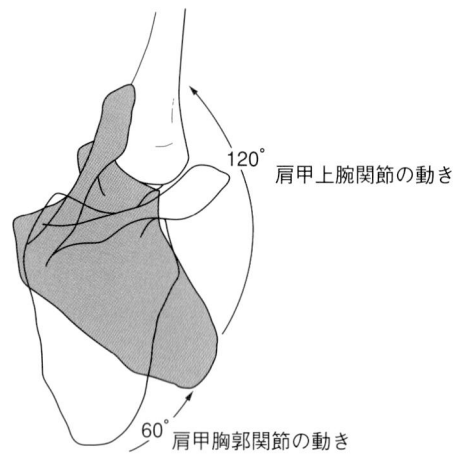

図 2-18　肩甲上腕リズム

　肩関節の各方向に主に働く筋（動筋：◎で示す）と補助的に働く筋（補助筋：○で示す）を表 2-4 に示す．

3．障害（代表的な傷害と検査法など）

a）翼状肩甲

　翼状肩甲は前鋸筋の筋力低下により生じる．壁を押すような動作をすると肩甲骨の内側縁が浮上するのが明らかとなる（図 2-19）．

b）上腕二頭筋の不安定性

　正常では上腕二頭筋の長頭は靱帯により結節間溝内に固定され，安定した状態で機能するが，靱帯損傷により不安定な状態となり，痛みが生じる（図 2-20）．こ

表2-4 肩関節の各運動に関与する筋

	屈曲	伸展	外転	内転	外旋	内旋	水平屈曲	水平伸展
三角筋前部	◎					○	◎	
三角筋中部		◎	◎					◎
三角筋後部					○			◎
棘上筋			◎					
大胸筋鎖骨部	◎			○		○	◎	
大胸筋胸腹部				◎		○	◎	
烏口腕筋				○			○	
肩甲下筋				○		◎		
広背筋		◎		◎		○		○
大円筋		◎		◎		◎		○
棘下筋					◎			◎
小円筋					◎			◎
上腕二頭筋長頭			○					
上腕二頭筋短頭	○			○				
上腕三頭筋長頭		○		○				

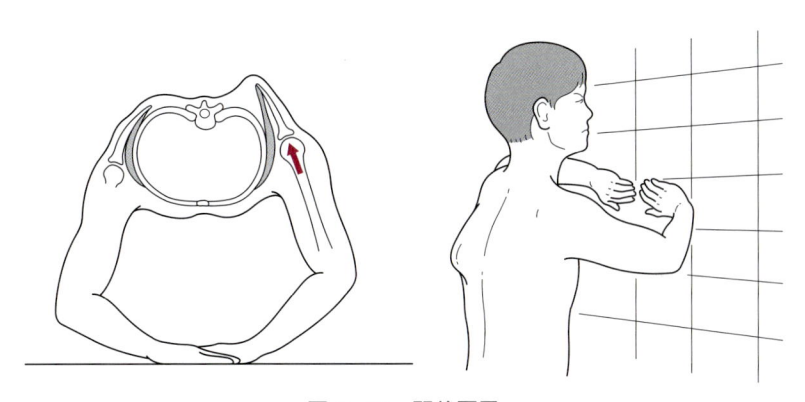

図2-19 翼状肩甲

のような不安定性はヤーガソンテストで検査する．一方の手で患者の肘関節を保持し，他方の手で患者の前腕部を保持し，患者に肘関節を屈曲するように指示し，患者の抵抗に抗して肘関節を伸展かつ肩関節外旋を行うことにより検査する．上腕二頭筋が結節間溝内で不安定な状態である場合には，上腕二頭筋腱が結節間溝から逸脱して痛みが生じる（図2-21）．

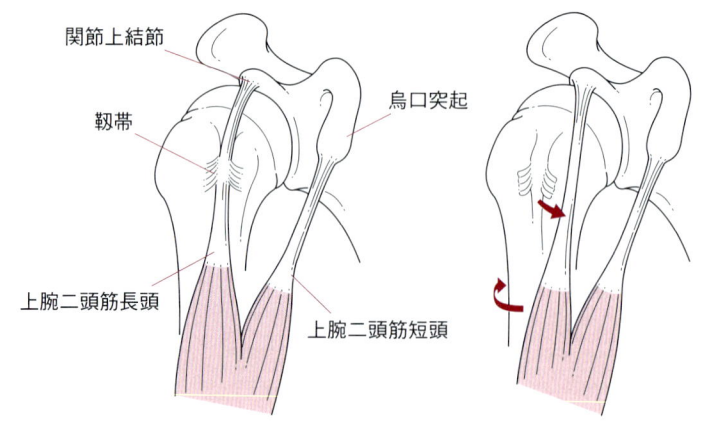

図 2-20　不安定な上腕二頭筋腱

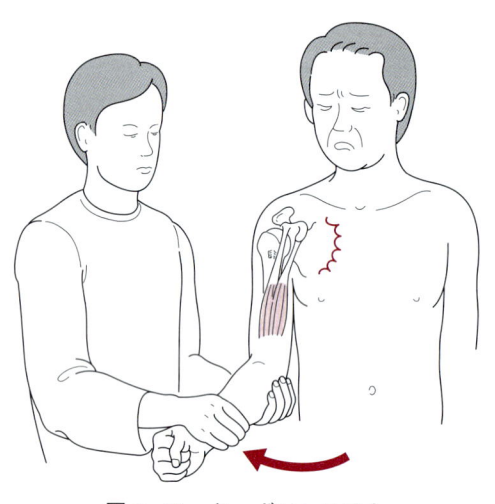

図 2-21　ヤーガソンテスト

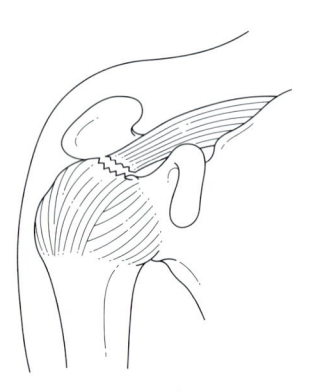

図 2-22　腱板断裂

c）腱板断裂

　肩関節を支えるローテータカフ（腱板）が断裂することがある（図 2-22）．腱板断裂の有無はドロップアームテストで検査する．ドロップアームテストは，患者に肩関節を 90°以上外転し，ゆっくりと上肢を体側に下げるように指示する（図 2-23）．腱板（主として棘上筋）の断裂がみられる場合は，ゆっくりと上肢を降下させることができず，90°外転位から急激に上肢が落下する．肩関節をかろうじて

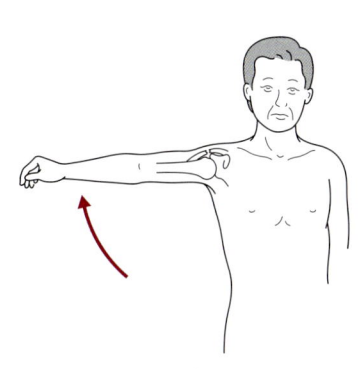

図2-23　ドロップアームテスト1

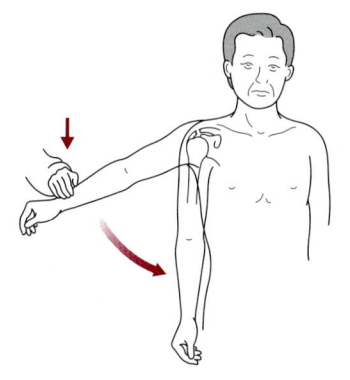

図2-24　ドロップアームテスト2

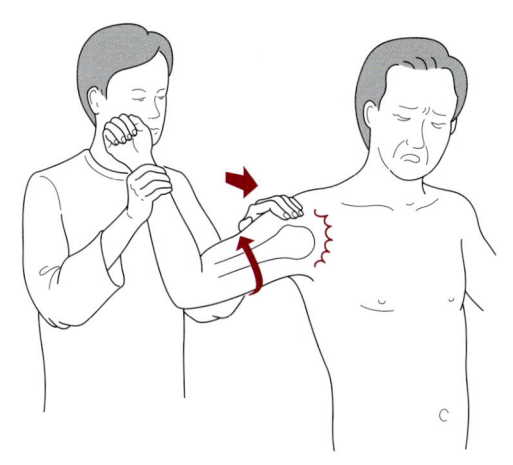

図2-25　肩関節の不安テスト

外転位を保持できた場合でも，わずかな抵抗を加えただけで上肢が急激に落下する（図2-24）．

d）肩関節脱臼

　肩関節脱臼の既往があり，その後慢性的に脱臼傾向がみられる場合には，患者の肩関節を他動的に外転・外旋しようとすると不安感や疼痛が表情に表れ，それ以上の動きに抵抗する（図2-25）．このようなテストを不安テスト apprehension test という．

B 肘関節

1. 構造

a）骨

肘関節は①上腕骨，②尺骨，③橈骨で構成される（図2-26）．

b）関節

肘関節は①腕尺関節，②腕橈関節，③上橈尺関節の3つの関節からなる複合関節である（図2-27）．肘関節では主として屈曲・伸展運動が行われるが（図2-28），橈骨と尺骨との間の④下橈尺関節とともに前腕の回外・回内運動にも関与する（図2-29）．

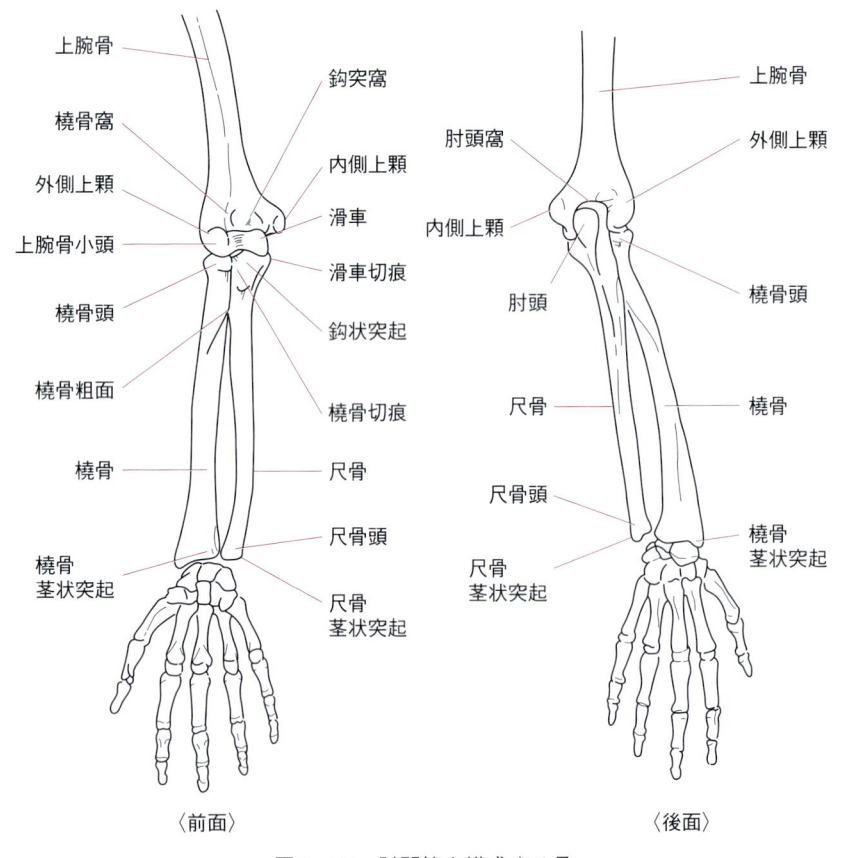

図2-26 肘関節を構成する骨

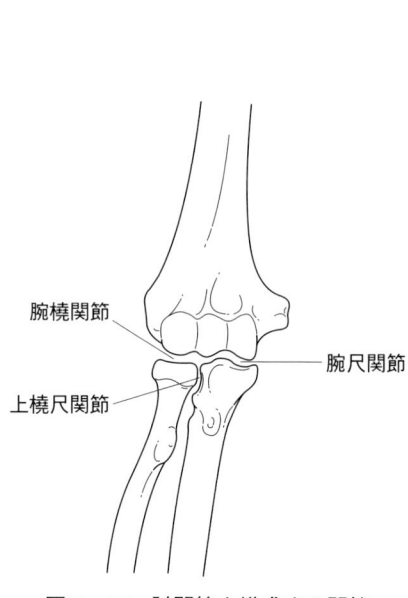

図2-27 肘関節を構成する関節

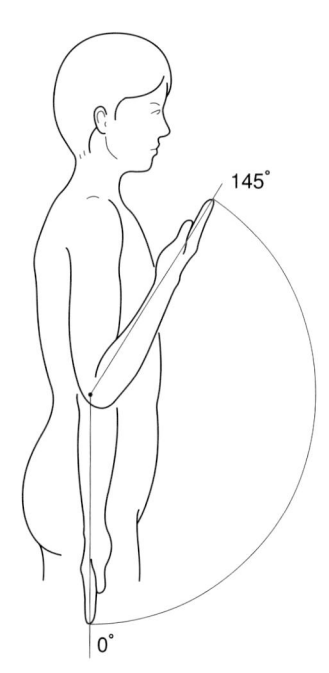

図2-28 肘関節の屈曲, 伸展

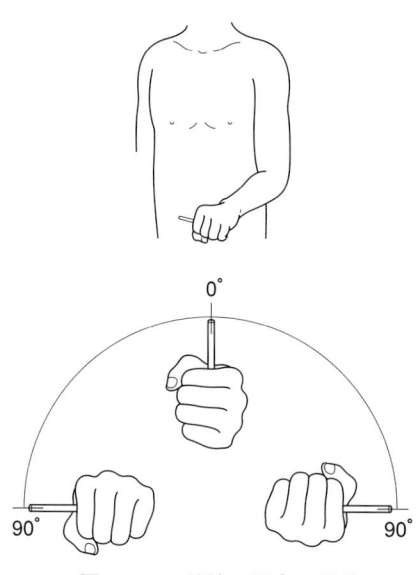

図2-29 前腕の回内, 回外

1. 上肢の運動学

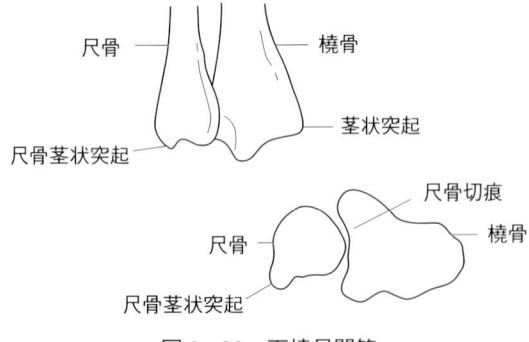

図2-30　下橈尺関節

1）腕尺関節
　上腕骨滑車と尺骨滑車切痕との間のらせん関節で，肘関節屈曲・伸展に関与する．
2）腕橈関節
　上腕骨小頭と橈骨頭窩との間の球関節で，肘関節の屈曲・伸展運動と前腕の回外・回内に関与する．
3）上橈尺関節
　橈骨頭の関節環状面と尺骨の橈骨切痕との間の車軸関節で，下橈尺関節とともに前腕の回外・回内運動に関与する．
4）下橈尺関節（図2-30）
　尺骨頭の関節環状面と橈骨の尺骨切痕との間の関節で，上橈尺関節とともに前腕の回外・回内運動に関与する．

c）靱帯
　肘関節全体を包む関節包は，肘関節の屈曲，伸展が十分に行えるように前後は緩やかであるが，肘関節の内側，外側はそれぞれ内側側副靱帯，外側側副靱帯によって補強される（図2-31）．内側側副靱帯は，内側上顆と尺骨滑車切痕と鈎状突起に付着し外転を制限し，外側側副靱帯は，鈎状突起下縁と尺骨の橈骨切痕後縁に付着し，内転を制限する（図2-32）．

d）筋
　肘関節の運動に関与する筋の筋名，起始，停止，支配神経，作用を表2-5に示す．

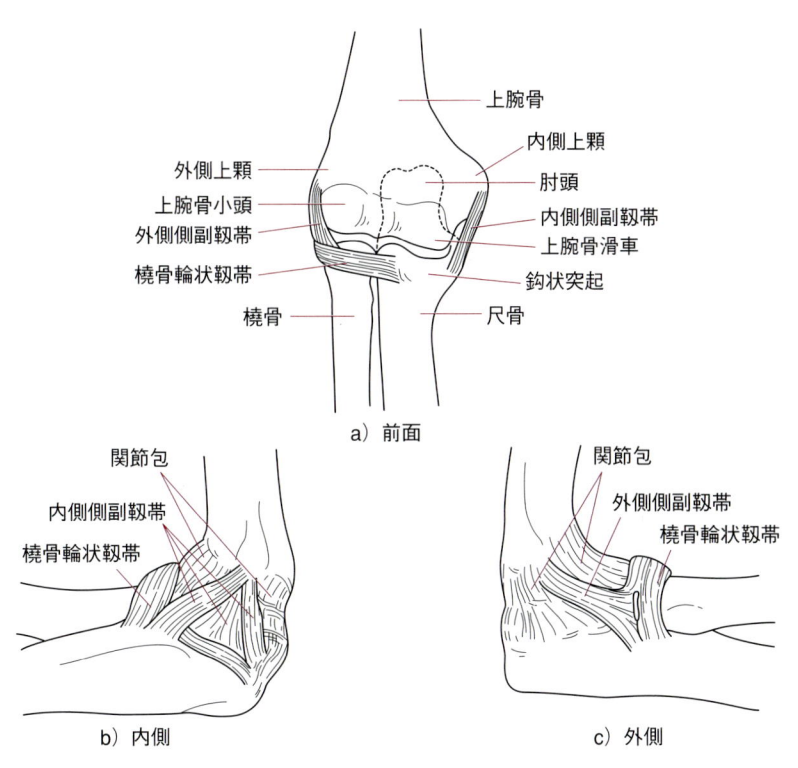

図2-31 肘関節の靱帯

a) 前面
- 上腕骨
- 外側上顆
- 上腕骨小頭
- 外側側副靱帯
- 橈骨輪状靱帯
- 橈骨
- 内側上顆
- 肘頭
- 内側側副靱帯
- 上腕骨滑車
- 鈎状突起
- 尺骨

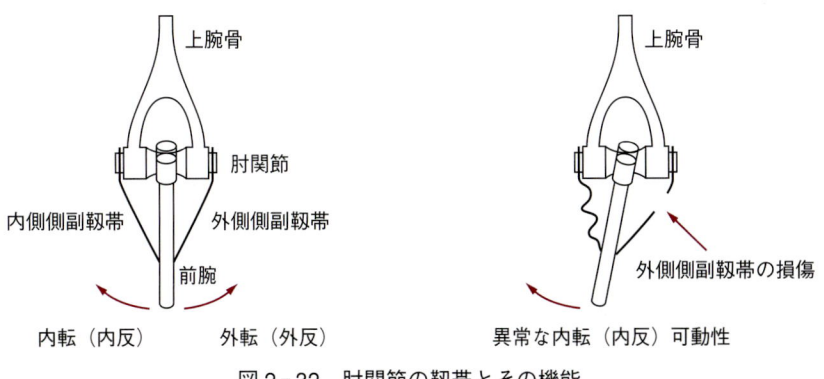

b) 内側
- 関節包
- 内側側副靱帯
- 橈骨輪状靱帯

c) 外側
- 関節包
- 外側側副靱帯
- 橈骨輪状靱帯

図2-32 肘関節の靱帯とその機能

- 上腕骨
- 肘関節
- 内側側副靱帯
- 外側側副靱帯
- 前腕
- 内転（内反）
- 外転（外反）
- 外側側副靱帯の損傷
- 異常な内転（内反）可動性

1．上肢の運動学

表2-5 肘関節の筋

筋	起始	停止	支配神経	作用
上腕二頭筋	長頭：関節上結節 短頭：烏口突起	橈骨粗面，前腕筋膜上内側	筋皮神経 C5-6	肘：屈曲 前腕：回外
上腕筋	内・外側上腕筋筋間中隔，上腕骨前面	尺骨粗面，肘関節包	筋皮神経 C5-6	肘：屈曲
上腕三頭筋	長頭：関節下結節 内側頭：上腕骨後内側，筋間中隔 外側頭：上腕骨後外側，筋間中隔	肘頭	橈骨神経 C6-Th1	肘：伸展
肘筋	上腕骨外側上顆	肘頭外側面	橈骨神経 C7-8	肘：伸展，肘関節包の緊張
腕橈骨筋	上腕骨外側下部外側筋間中隔	橈骨茎状突起	橈骨神経 C5-6	肘：屈曲 前腕：回内
円回内筋	上腕骨頭：内側上顆，内側筋間中隔 尺骨頭：鈎状突起内側	橈骨中外側，後側部	正中神経 C6-7	肘：屈曲 前腕：回内
方形回内筋	尺骨下部前面	橈骨下端前面	正中神経 C7-Th1	前腕：回内
回外筋	上腕骨外側上顆，尺骨後上面，肘関節包後面，橈骨輪状靱帯	橈骨外側，前面	橈骨神経 C5-7	前腕：回外

2．機能（運動）

a）肘関節の屈曲・伸展

　肘関節の自動運動可動域は0〜145°である．女性や小児では10°の過伸展がみられる．肘関節伸展運動は肘頭が肘頭窩にはまりこむ骨性制限，側副靱帯の緊張，屈筋群の抵抗により制限される．屈曲運動は屈筋群などの軟部組織により制限される．

　肘関節屈曲の主動作筋は上腕二頭筋，上腕筋，腕橈骨筋であり（図2-33），補助筋は円回内筋，手関節屈筋群である（図2-34）．

　肘関節伸展の主動作筋は上腕三頭筋，肘筋であり（図2-35），補助筋は手関節伸筋群である（図2-36）．

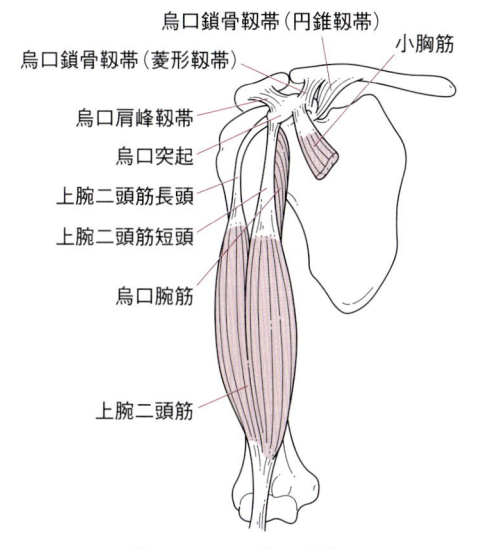

図 2-33　上腕二頭筋

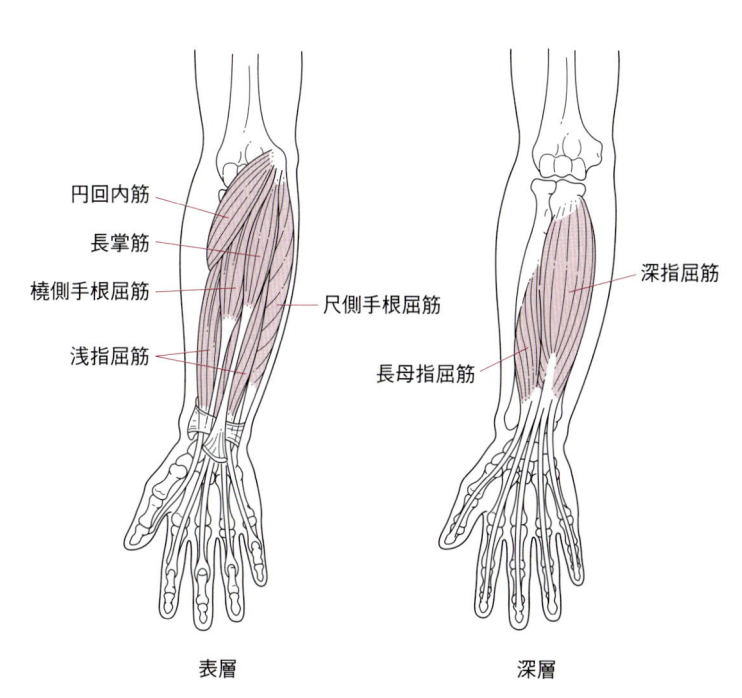

図 2-34　前腕の屈筋群

1．上肢の運動学　101

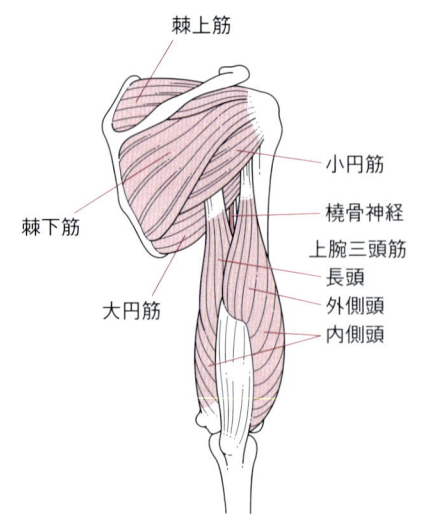

図2-35　上腕三頭筋

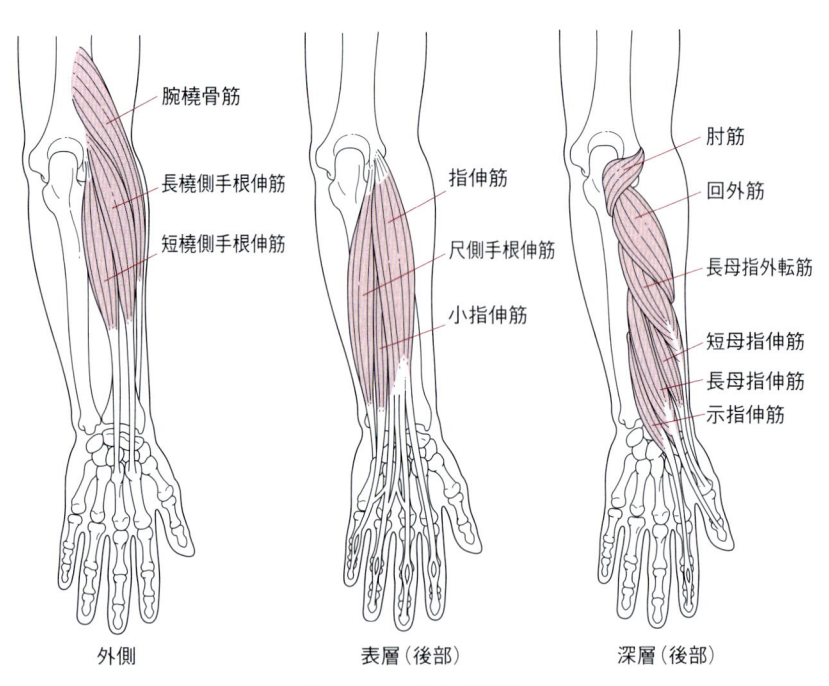

図2-36　前腕伸筋群

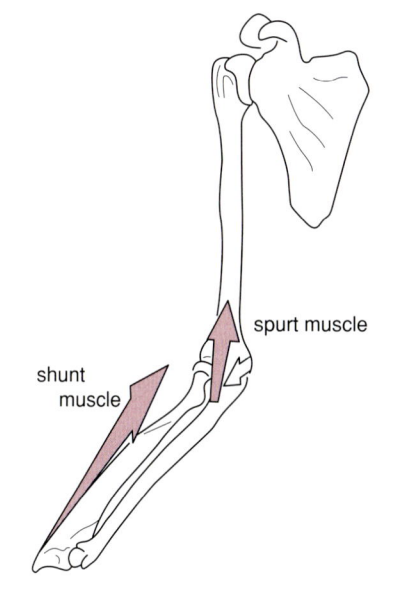

図2-37　spurt muscle と shunt muscle 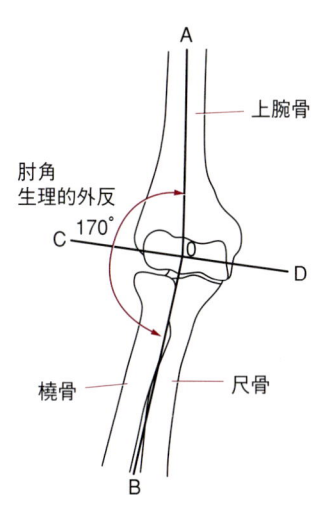　　図2-38　肘角

b）前腕の回内・回外

　肘関節90°屈曲位における前腕の回外・回内運動はそれぞれ90°である．回内・回外運動では，橈骨上端が輪状靱帯内で回旋し，橈骨の下端が尺骨頭の周囲を回旋するため尺骨の回旋はみられない．

　前腕回内の主動作筋は方形回内筋，円回内筋であり，補助筋は肘筋である．前腕回外の主動作筋は回外筋，上腕二頭筋であり，補助筋は長母指外転筋である．

c）特殊機能 spurt muscle と shunt muscle

　上腕二頭筋と上腕筋は上腕骨に対して平行に走行し，前腕骨への付着部は関節の近傍にあり，わずかに収縮しただけでも大きな関節可動域が得られるために，速さに有利な筋（spurt muscle）として作用する．これに対して，腕橈骨筋は前腕骨と平行に走行し，前腕骨の付着部は遠位端に近く，肘関節屈曲に関しては力に有利な筋（shunt muscle）として作用する（図2-37）．

d）肘角

　肘関節を伸展し，前腕を回外すると，前腕は上腕に対してやや橈側に偏位する．これは生理的外反によるもので肘角 cubital angle とよばれる．物を手にもったときに物が下肢にぶつからないようにもつことができるため運搬角 carring angle ともよばれる．成人男子で約10°，小児や女子で15°以上である（図2-38）．

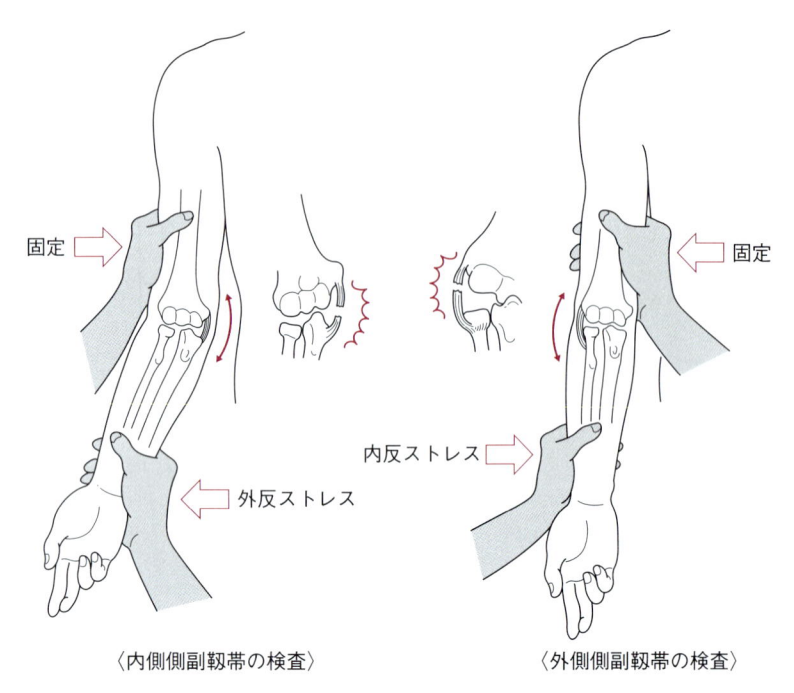

〈内側側副靱帯の検査〉　　　　　　　〈外側側副靱帯の検査〉

図2-39　側副靱帯の検査

3．障害（代表的な傷害と検査法など）

側副靱帯の損傷

　肘関節では主として屈曲-伸展運動が行われ，外転（外反）-内転（内反）運動は，それぞれ内側側副靱帯，外側側副靱帯により制限される．これらの側副靱帯に損傷がみられると肘関節が不安定となる．内側側副靱帯を検査する場合は外反ストレスを加え，外側側副靱帯を検査する場合には内反ストレスを加える（図2-39）．

C 手関節と手指

1．構　造

a）骨

　手の骨は8個の手根骨，5個の中手骨，14個の指骨（母指には基節骨と末節骨しかないが，他の指には基節骨，末節骨に加えて中節骨がある），いくつかの種子骨からなる（図2-40）．

　近位4個の手根骨は近位手根骨列とよばれ，母指側から舟状骨，月状骨，三角骨，

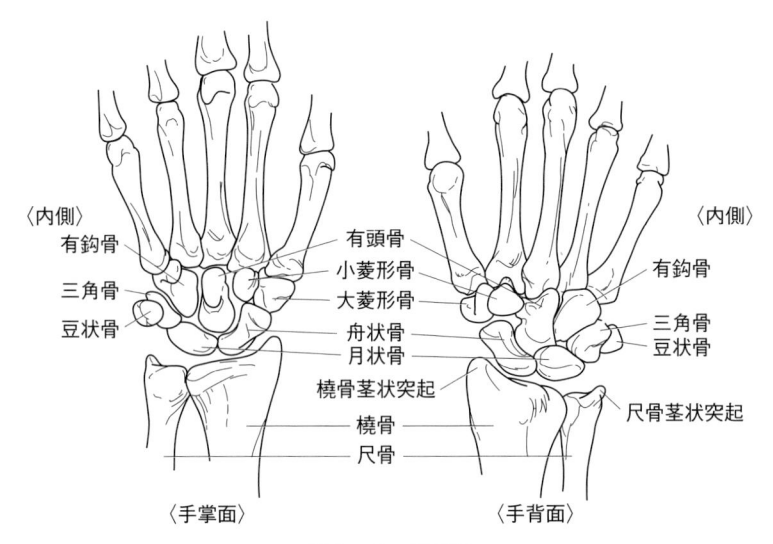

図2-40 手根骨

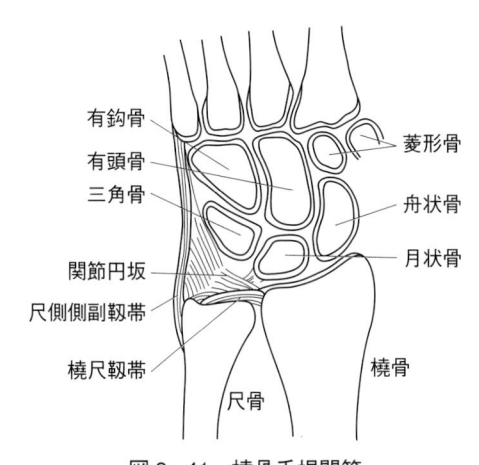

図2-41 橈骨手根関節

豆状骨からなる．豆状骨は三角骨の掌側に位置する．遠位側4個の手根骨は遠位手根骨列とよばれ，母指側から大菱形骨，小菱形骨，有頭骨，有鉤骨からなる．

b）関節と靱帯（図2-41，図2-42）

橈骨手根関節と手根間関節を総称して手関節という．

1）橈骨手根関節

橈骨と手根骨（舟状骨，月状骨，三角骨）との間の楕円関節である．尺骨

1．上肢の運動学　105

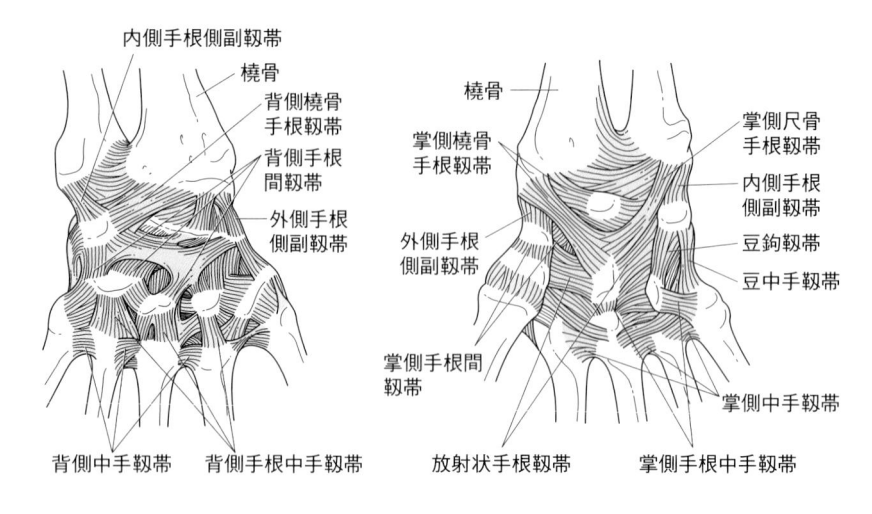

a) 右の手根の靭帯，手背面　　　b) 右の手根の靭帯，手掌面

図2-42　手関節の靭帯

と手根骨との間には関節円板があり，直接的には関節を形成しない．関節包は薄く，背側・掌側橈骨手根靭帯で補強される．

２）手根間関節

近位手根骨（豆状骨を除く）と遠位手根骨の間の複合関節は手根中央関節といわれ，変形した蝶番関節または半関節である．関節腔は狭く，相互に連結し，骨間・背側・掌側手根間靭帯と放射状手根靭帯が補強する．

豆状骨と三角骨は独立した豆状骨関節を形成する．

３）手根中手関節

第1〜5中手骨と遠位手根骨列との間の関節を手根中手関節という．

c）筋

手関節の運動に関与する筋の筋名，起始，停止，支配神経，作用を表2-6，図2-43に示す．

2．機能（運動）

手関節の運動は2軸性で，運動の自由度は2度であり，掌屈（屈曲），背屈（伸展），橈屈（外転），尺屈（内転）とこれらの組み合わせである分回し運動が可能である．掌屈，背屈の自動可動域は約85°であり，掌屈では橈骨手根関節で50°，手根中央関節で35°動き，背屈では逆に橈骨手根関節で35°，手根中央関節で50°

表2-6 肘関節の筋

筋	起始	停止	支配神経	作用
橈側手根屈筋	上腕骨内側上顆	第2・3中手骨底	正中神経C6-8	前腕回内, 手関節掌屈, 橈屈
長掌筋	上腕骨内側上顆, 前腕筋膜内面	手掌腱膜	正中神経C6-Th1	手関節掌屈
尺側手根屈筋	上腕骨頭：内側上顆 尺側頭：肘頭後面	豆状骨, 有鈎骨, 第5中手骨底	尺骨C7-Th1	手関節掌屈, 尺屈
長橈側手根伸筋	上腕骨下端外側, 外側上顆, 外側上腕筋間中隔	第2中手骨底背側	橈骨神経C5-8	手関節背屈, 橈屈
短橈側手根伸筋	上腕骨外側上顆, 橈骨輪状靱帯	第3中手骨底背側	橈骨神経C5-9	手関節背屈, 橈屈
尺側手根伸筋	上腕骨頭：外側上顆 尺骨頭：尺骨上部後面	第5中手骨底	橈骨神経C6-8	手関節, 尺屈
浅指屈筋	上腕尺骨頭：内側上顆, 尺骨粗面 橈骨頭：橈骨上前部	第2～5指中節骨	正中神経C7-Th1	第2～5指PIP屈曲
深指屈筋	尺骨前面, 前腕骨間膜	第2～5指末節骨	正中神経,尺骨神経(尺側の一部)C7-Th1	第2～5指DIP屈曲
指伸筋	上腕骨外側上顆	第2～5指中節骨底, 末節骨底背側	橈骨神経C6-8	第2～5指伸展, 手関節背屈
示指伸筋	尺骨後下部, 前腕骨間膜	第2指指背腱膜	橈骨神経C6-8	第2指伸展
小指伸筋	指伸筋下部から分離	第5指指背腱膜	橈骨神経C6-8	第5指伸展
長母指屈筋	橈骨前面,前腕骨間膜	母指末節骨底	正中神経C6-Th1	母指IP屈曲, MP屈曲
長母指伸筋	尺骨後面,前腕骨間膜	母指末節骨底	橈骨神経C6-8	母指IP伸展, MP伸展, 橈側外転, 掌側内転
短母指伸筋	橈骨背面,前腕骨間膜	母指末節骨底	橈骨神経C6-8	母指MP伸展, 母指外転
長母指外転筋	尺骨, 橈骨, 前腕骨間膜	第1中手骨底	橈骨神経C6-8	手関節橈屈, 手根・母指外転
虫様筋(4筋)	橈側2筋：深指屈筋腱の橈側 尺側2筋：深指屈筋の相対する面	第2-5指末節骨底橈側面, 指背腱膜	橈側2筋：正中神経 尺側2筋：尺骨神経	第2-5指のMP屈曲, PIP, 伸展
掌側骨間筋(3筋)	第2中手骨尺側, 第4・5中手骨橈側	第2・4・5基節骨底橈側	尺骨神経	第2・4・5指のMP内転, 屈曲. PIP, DIP伸展

1. 上肢の運動学

表 2-6 続き

筋	起始	停止	支配神経	作用
背側骨間筋（4筋）	第1-5中手骨の相対する面	第1: 第2指橈側 第2・3: 第3指両側 第4: 第4指の尺側基節骨底と指背腱膜	尺骨神経（橈側の骨間筋は正中神経の場合もある）	第2・4指MP外転, 屈曲 第3指MP橈尺屈, 屈曲 第2・3・4指PIP, DIP伸展
小指外転筋	豆状骨, 屈筋支帯	小指基節骨底, 種子骨	尺骨神経	小指外転
短小指屈筋	有鈎骨鈎, 屈筋支帯	小指基節骨底, 種子骨	尺骨神経	小指MP屈曲
小指対立筋	有鈎骨鈎, 屈筋支帯	第5中手骨	尺骨神経	小指対立
短掌筋	手掌腱膜	掌皮の小指縁	尺骨神経	手掌腱膜の緊張
短母指屈筋	浅頭: 屈筋支帯 深頭: 大小菱形骨, 有頭骨	第1中手骨の橈側種子骨, 尺側種子骨, 母指基節骨底	正中神経, 尺骨神経（深頭）	母指MP屈曲, 内転
短母指外転筋	舟状骨, 屈筋支帯	第1中手骨頭橈側種子骨, 母指基節骨底	正中神経	母指掌側外転
母指対立筋	大菱形骨結節, 屈筋支帯	第1中手骨橈側縁	正中神経	母指の対立
母指内転筋	横頭: 第3中手骨 斜頭: 有頭骨, 第2・3中手骨底	第1中手骨頭尺側種子骨, 母指基節骨底	尺骨神経	母指内転

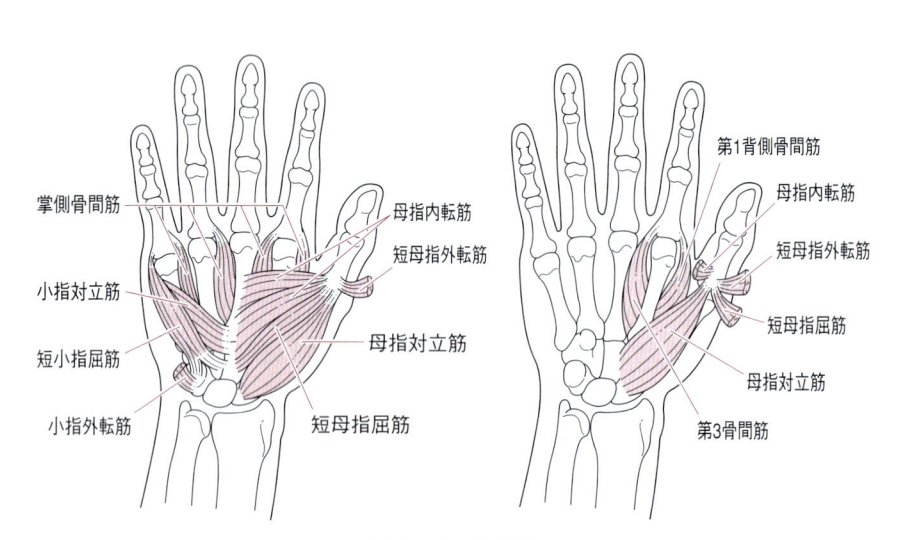

図 2-43 手の筋

動く.
　橈屈，尺屈はそれぞれ25°，55°の可動性があり，これらの可動域のうち橈骨手根関節ではそれぞれ50%，60%の動きがおこり，残りは手根中央関節でおこる.

a）握りとつまみのパターン
　手指では様々な動作が可能であるが，その基本となるのは「つかみ grip」と「つまみ pinch」である.「力強い握り power grip」では手指屈筋群，特に MP 関節を屈曲させる虫様筋，骨間筋，母指球，特に母指内転筋が重要となる.
　鉛筆やペンを把持する「正確にぎり precision grip」では，PIP 関節屈曲，DIP 関節伸展がみられ，主として第2指の深指屈筋，短母指屈筋，短母指外転筋，母指内転筋が重要となる（図2-44）.
　母指の関与しない不完全なにぎりとして「かぎさげ hook prehension」がある.
　つまみには「指先つまみ tip pinch」「指腹つまみ pulp pinch」「横つまみ lateral pinch」「3指つまみ 3 digit pinch」「5指つまみ 5 digit pinch」などがある（図2-45）.

力強い握り　　　　正確な握り　　　　かぎさげ
図2-44　握りのパターン

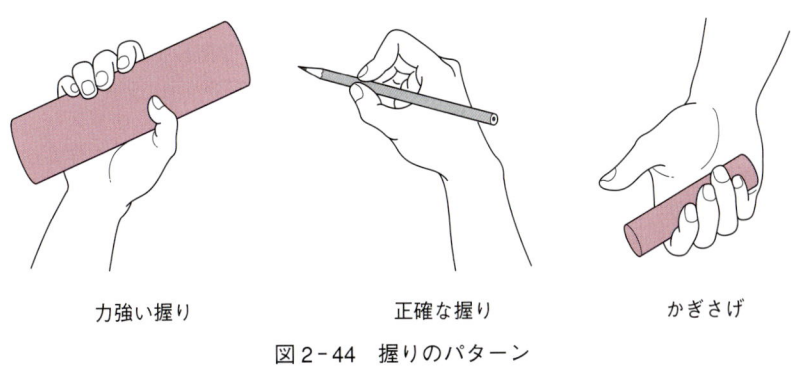

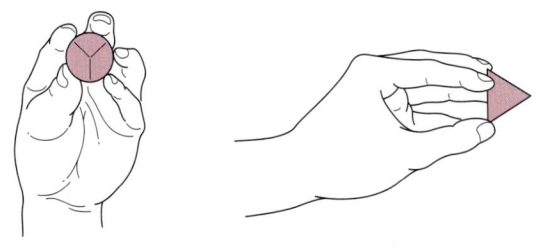

図2-45　指先つまみ

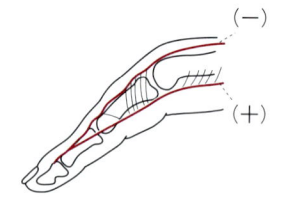

a) 手内在筋優位の変形 intrinsic plus
b) 手内在筋劣位の変形 intrinsic minus
c) 白鳥の首変形 swan neck
d) ボタンの穴変形 boutonnière
e) 槌指 mallet

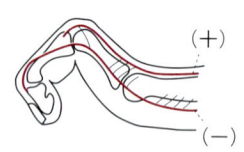

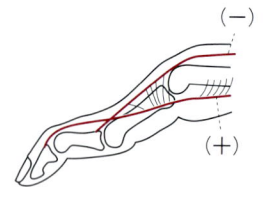

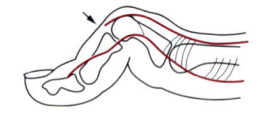

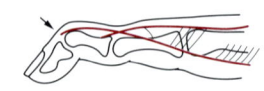

図 2-46　おもな手指の変形

表 2-7　指伸展機能の障害による変形

名　称	変　形	原　因
①手内在筋優位の手	MP 関節屈曲，PIP，DIP，関節伸展位	指伸筋より骨間筋筋，虫様筋の緊張が高いときにおこる．指伸筋の損傷・麻痺，関節リウマチ，テタニー，パーキンソン症候群などの錐体外路疾患（視床手）などにみられる．
②手内在筋劣位の手	MP 関節伸展，PIP，DIP，関節屈曲位	骨間筋，虫様筋より指伸筋の緊張が高いときにおこる．尺骨神経麻痺による鷲手はこの変形に含まれる．
③スワンネック変形	MP 関節屈曲，PIP 関節過伸展，DIP 関節屈曲位	手内在筋の拘縮，過緊張，MP 関節屈曲拘縮，PIP 関節の不安定などによりおこる．
④ボタン穴変形	MP 関節過伸展，PIP 関節屈曲，DIP 関節過伸展位	中央索の伸張，断裂によりおこる．
⑤槌指	PIP 関節伸展，DIP 関節屈曲位	突き指などで終伸腱が断裂したときにおこる．

3. 障害（代表的な傷害と検査法など）

a）指伸展機構の障害による変形

指の伸展機構は指伸筋腱，骨間筋腱，虫様筋腱と種々の補助組織からなる指背腱膜のバランスにより維持されている．これらの筋腱のバランスが崩れると特有の変形がおこる．主な指伸展機構の障害による変形およびその原因を図2-46, 表2-7に示す．

b）末梢神経麻痺による変形

上肢には橈骨神経，正中神経，尺骨神経が走行し，走行中に末梢神経が障害されるとその支配筋に弛緩性麻痺が生じ，特徴的な変形をおこす．主な変形と原因となる末梢神経を表2-8, 図2-47に示す．

表2-8 指伸展機能の障害による変形

名　称	原因となる末梢神経
① 下垂手 drop hand	橈骨神経
② 猿手 ape hand	正中神経
③ 鷲手 claw hand	尺骨神経

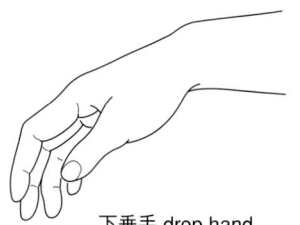

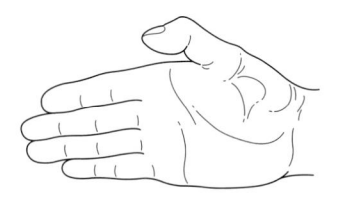

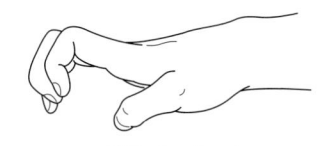

下垂手 drop hand

猿手 ape hand

鷲手 claw hand

図2-47 末梢神経損傷による手の変形

〈齋藤昭彦〉

2．下肢の運動学

A 下肢の骨格（表2-9）

　下肢の骨格は大きく下肢帯（寛骨）と自由下肢骨よりなる．寛骨は腸骨，坐骨，恥骨よりなるが成人（おおよそ15歳以降）では，これらの骨は癒合して1つの骨となる．寛骨，仙骨，尾骨を含め骨盤という．また自由下肢骨は大腿骨など30の骨よりなり，隣接する骨は連結し関節をつくる．

表2-9　下肢の骨

下肢帯（寛骨） 　腸骨，坐骨，恥骨 自由下肢骨 　大腿骨，膝蓋骨，脛骨，腓骨， 　足根骨（距骨，踵骨，舟状骨，立方骨，内側中間外側楔状骨） 　中足骨（5つ），指骨（基節骨5つ，中節骨4つ，末節骨5つ） ＊骨盤＝寛骨，仙骨，尾骨

B 下肢骨の連結

　下肢骨の連結には，線維性連結（不動結合），軟骨性連結（半関節），滑膜性連結（いわゆる関節で可動性連結）がある．恥骨結合は線維性連結で動きがない．しかしお産時は一時的に離開する．仙骨結合（仙腸関節）は軟骨性連結であり線維軟骨でおおわれているがわずかな動きがある．自由下肢間の連結は関節包と滑膜が存在する滑膜性連結であり動きがある．

C 骨盤

1．寛骨

　新生児期の寛骨は，腸骨・恥骨・坐骨よりなる．これらは加齢とともに成長し，成人では癒合し一つの寛骨となる．癒合の時期は個人差があり異なる．図2-48に癒合時期の目安を示す．
　図2-49, 2-50は下肢帯の運動学を学ぶのに必要な寛骨上の解剖学的部位である．

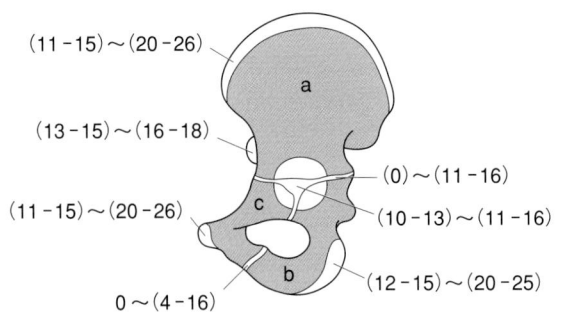

図 2-48 寛骨の癒合時期の目安
a: 腸骨　b: 坐骨　c: 恥骨
（骨核出現年齢）〜（骨癒合年齢）

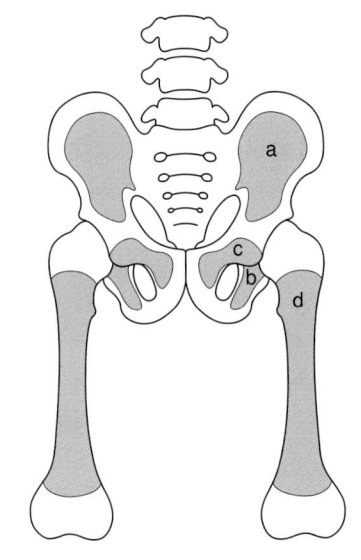

図 2-49 小児期の寛骨と大腿骨
a: 腸骨　b: 坐骨　c: 恥骨　d: 大腿骨

2．骨盤の指標（図 2-51）

　骨盤角は恥骨上縁と坐骨切痕を結ぶ線と水平線とのなす角で 30°の傾きがある．仙骨角は第 1 仙椎上面の延長線と水平面のなす角で 30°の傾きがある．腰仙角は第 5 腰椎椎体上下縁中央線と第 1 仙椎上下縁中央線のなす角で 140°の傾きがある．いずれも傾きが大きくなると骨盤が前傾位となり，傾きが小さくなると骨盤が

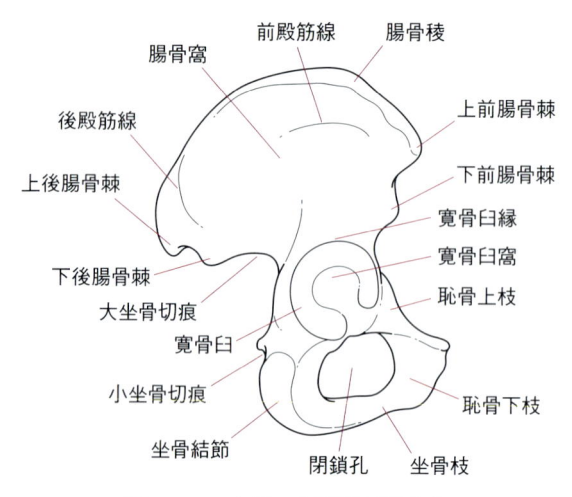

図 2-50　寛骨の主要解剖学名称

後傾位となる．大きすぎても小さすぎても腰痛をおこしやすい．

　ジャコブ線は，腸骨綾上縁を結ぶ線であり，この線上に第 4 腰椎と 5 腰椎が位置する．

　腰痛の部位を特定するなど臨床上役に立つ指標である．

　鼠径靭帯，長内転筋，縫工筋に囲まれた部位をスカルパ三角という．この中に大腿動静脈，大腿骨頭が位置する．

　上前腸骨棘と坐骨結節を結ぶ線をローザー　ネラトン線といい，この線上に大転子が位置する．

D 股関節

1．股関節の構造

　図 2-52 は運動学を学ぶのに必要な大腿骨上の解剖学的部位である．

　股関節は寛骨の臼蓋と大腿骨の大腿骨頭との連結である．その関節面は関節軟骨でおおわれ，関節は関節包と滑膜で包まれ，滑液で満たされている．滑液は関節を滑らかに運動させる働きがある．

　骨頭中心から下腿への垂線を運動軸といい，大腿骨骨幹部長軸から下腿への垂線である解剖軸とおおよそ 6°の差がある（図 2-53）．

　骨頭から大腿骨頸部の長軸と大腿骨骨幹部長軸とのなす角を頚体角といい成人では 120〜130°である．頚体角が普通より小さいものを内反股，大きいものを外反

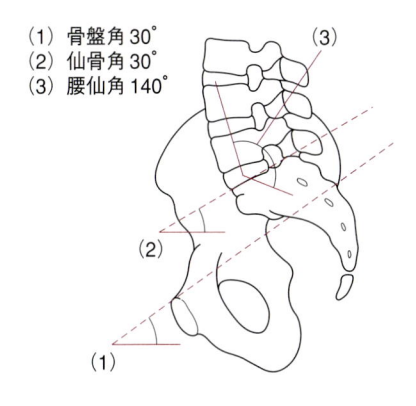

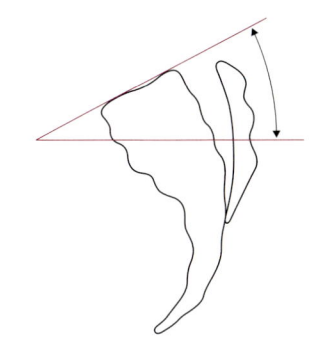

(1) 骨盤角 30°
(2) 仙骨角 30°
(3) 腰仙角 140°

仙骨角（腰仙角）：第 1 仙椎上面と水平面のなす角

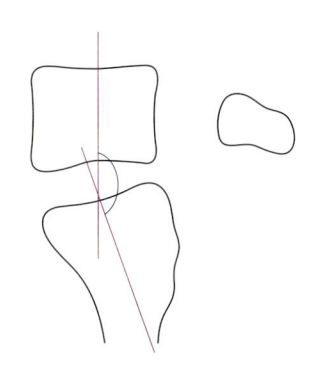

腰仙角：第 5 腰椎椎体上下縁中央線と第 1 仙椎上下縁中央線のなす角

〈ジャコブ線〉

〈スカルパ三角〉

〈ローザー ネラトン線〉

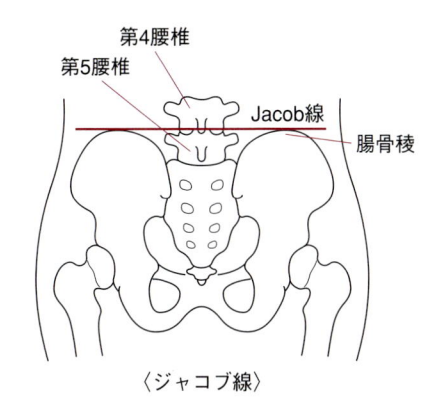

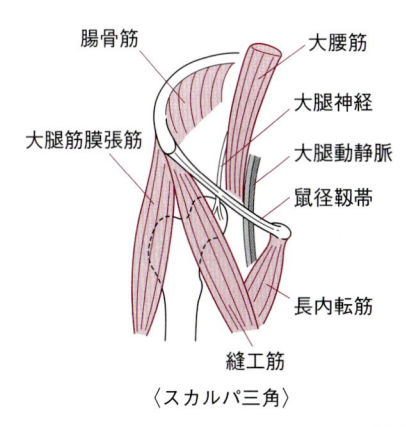

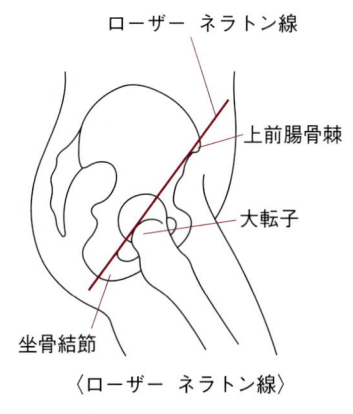

図 2-51　骨盤角，仙骨角，腰仙角

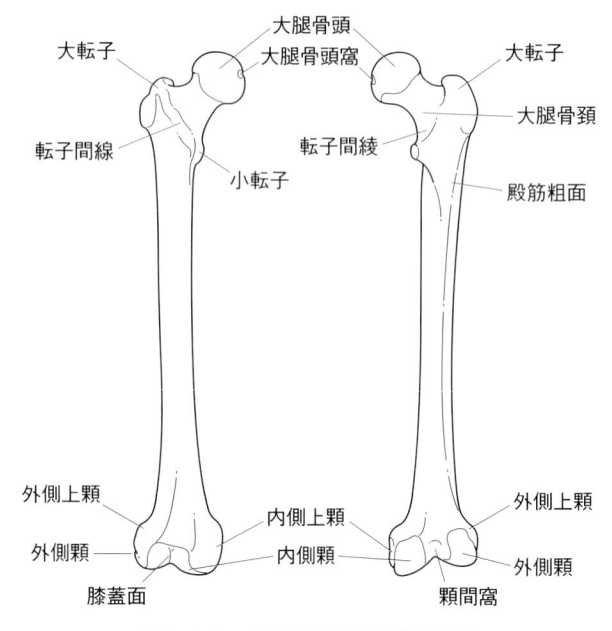

図 2-52 大腿骨の主要解剖学名称

股という（図 2-54）．大腿骨を上面からみると骨頭から大腿骨頸部の長軸はやや前方に傾いている．これを前捻角といい成人では 10 ～ 30°の角をもつ．

　大腿骨頭は臼蓋にほとんどおさまる．大腿骨頭の横の径と臼蓋の横の径の比率を臼蓋被覆率といい成人では 90% 以上である．臼蓋形成不全がある場合には臼蓋被覆率が小さくなり変形性股関節症の危険因子となる．

2．股関節の動き

　股関節は多軸性の関節で動きの自由度が高い．このため屈曲，伸展，外転，内転，外旋，内旋の 6 方向に動かすことができる．正常可動域は股関節屈曲 125°であり，大腿が腹部に接触する．しかし膝を伸展位で股関節を屈曲させると 90°で制限される．これはハムストリングス（半腱様筋，半膜様筋，大腿二頭筋の総称）が緊張するためである．伸展 15°，外転 45°，内転 20°，外旋 45°，内旋 45°が基準値である．しかし年齢や性別，生活習慣によって個人差がある．

3．股関節の靱帯

　股関節の靱帯は，臼蓋周囲よりおこり骨頭を包み込むように付着し，股関節を補

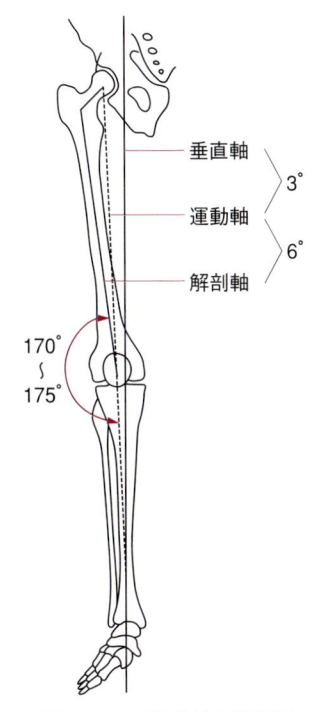

図 2-53 運動軸と解剖軸

頚体角

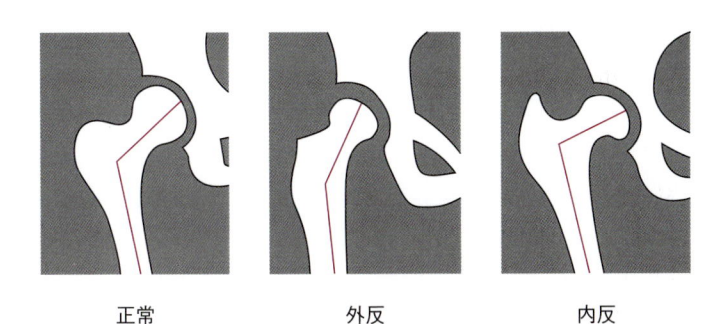

図 2-54 頚体角の異常

強している．また股関節の動きが過剰となり脱臼しないように股関節の動きに制限を加えている．主要な靱帯は大腿骨頭靱帯，腸骨大腿靱帯，恥骨大腿靱帯，坐骨大腿靱帯である（表 2-11, 2-12）．

表 2-10　下肢関節可動域の正常値

関節	運動	範囲
股関節	屈曲	125°
	伸展	15°
	外転	45°
	内転	20°
	外旋	45°
	内旋	45°
膝関節	屈曲	130°
	伸展	0°
足関節	底屈	45°
	背屈	20°
足部	内反	30°
	外反	20°

＊範囲は全ての年齢の平均値
　高齢者は一般に値が低い

表 2-11　股関節にある主な靱帯

靱帯	起始	停止
①大腿骨頭靱帯 （血管を導入し骨頭の栄養をつかさどる）	寛骨臼窩	大腿骨頭窩
②腸骨大腿靱帯 （前面の補強・伸展内転を制限）	下前腸骨棘の下	2つに分かれ転子間線 （上部と下部）
③恥骨大腿靱帯 （前面の補強・外転を制限）	腸恥隆起, 恥骨体, 恥骨上枝	小転子
④坐骨大腿靱帯 （後面を補強）	寛骨臼縁	大転子内側, 転子窩

表 2-12 股関節の動きと靱帯の緊張

	屈曲	伸展	外転	内転	外旋	内旋
腸骨大腿靱帯（上）	−	+	−	++	+	−
腸骨大腿靱帯（下）	−	++	+	+	+	−
恥骨大腿靱帯	−	+	++	−	+	−
坐骨大腿靱帯	−	+	+	−	−	+
大腿骨頭靱帯	−	−	−	+	−	−

++；強く緊張，+；緊張，−；弛緩を意味する

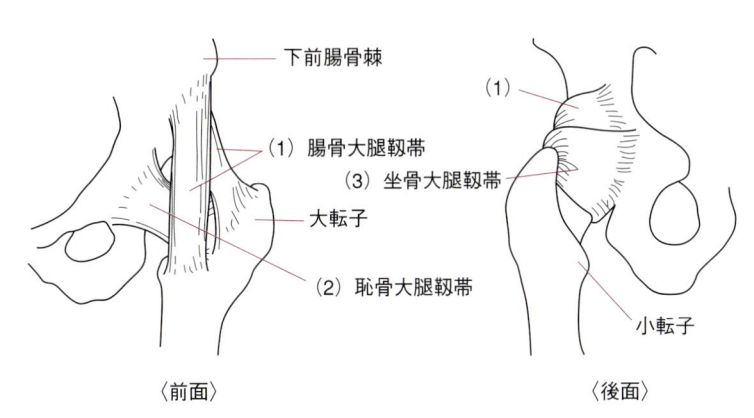

図 2-55 股関節にある主な靱帯

4. 股関節の筋（表 2-13）

　大殿筋，中殿筋，内転筋群，腸腰筋腱などは比較的表層にあり簡単に触診できる筋である．股関節の筋を運動学的に学ぶには，屈曲，伸展，外転，内転，外旋，内旋に働く筋としてとらえると理解しやすい．それぞれの股関節の運動は，単一の筋で行われるのではなく，複数の筋が協力し合って動きを生む．同じ方向に働こうとする筋を筋群とよぶ．筋群の中で動きの主要となる筋を主動作筋，補助的に働く筋を補助筋という．

【屈筋群】
　股関節を屈曲方向へ運動させる筋は多数ある．その主動作筋は，腸腰筋である．腸腰筋は，腸骨筋と大腰筋と小腰筋の総称である（表 2-14，図 2-56）．補助筋は大腿直筋，大腿筋膜張筋，恥骨筋，内転筋群である．

【伸筋群】
　股関節伸展の主動作筋は，大殿筋，半腱様筋，半膜様筋，大腿二頭筋長頭である．

表 2-13 股関節の筋

筋	起始	停止	神経	作用	その他
腸腰筋	大腰筋：Th12-L4椎体，椎間板 小腰筋：Th12，L1椎体前面，助骨突起 腸骨筋：腸骨内面	大腿骨小転子	大腿神経 L1-3	股屈曲，(内転，外旋)	Thomas test（拘縮テスト）
縫工筋	上前腸骨棘	脛骨粗面の内側	大腿神経 L1-3	股外転，屈曲，外旋，膝屈曲，内旋	スカルパ三角，鵞足
大腿直筋	下前腸骨棘，臼蓋上縁	膝蓋靭帯	大腿神経 L3, 4	股屈曲，膝伸展	尻上がり現象＝Ely test（拘縮）
恥骨筋	恥骨上枝	大腿骨後上面，恥骨筋線	閉鎖神経，大腿神経 L2, 3	股内転，屈曲，外旋	
大腿筋膜張筋	上前腸骨棘	腸脛靭帯→脛骨粗面	上殿神経 L4-S1	股外転，内旋，屈曲，膝伸展屈曲，外旋	Ober test（拘縮）
大殿筋	腸骨後面，仙骨，尾骨	大腿骨後上面殿筋粗面，腸脛靭帯	下殿神経 L5-S2	股伸展，外旋股屈曲位で股外転股伸展位で股内転	
大腿二頭筋	長頭：坐骨結節 短頭：大腿骨後下面	腓骨頭	長頭：脛骨神経 短頭：腓骨神経 L5-S2	股伸展，外旋，内転，膝屈曲，外旋	
半腱様筋	坐骨結節	脛骨粗面の内側	脛骨神経 L4-S2	股伸展，内旋，内転，膝屈曲，内旋	鵞足，ハムストリングス
半膜様筋	坐骨結節	脛骨内側顆	脛骨神経 L4-S1	股伸展，内旋，内転，膝屈曲，内旋	
中殿筋	腸骨後面	大腿骨大転子	上殿神経 L4-S1	股外転(内・外旋，屈曲，伸展)	Trendelenburg's sign（筋弱化）
小殿筋	腸骨後面	大腿骨大転子	上殿神経 L4-S1	股内旋，外転	
薄筋	恥骨下枝	脛骨上内側面（脛骨粗面）	閉鎖神経 L2, 3	股内転，内旋，屈曲，膝屈曲，内旋	鵞足
長内転筋	恥骨結節	大腿骨後面中央，粗線内側唇	閉鎖神経 L2-4	股内転，屈曲，外旋	
短内転筋	恥骨下枝，坐骨枝	大腿骨後面上部，粗線内側唇	閉鎖神経 L2-4	股内転，屈曲，外旋	

表2-13 続き

筋	起始	停止	神経	作用	その他
大内転筋	坐骨結節,坐骨枝	大腿骨内側上顆(内転筋結節),粗線内側唇	閉鎖神経,坐骨神経 L2-4	股内転,屈曲,伸展,外旋,内旋	内転筋管,内転筋腱裂孔(大腿動・静脈)
内閉鎖筋	閉鎖膜内面	転子窩	仙骨神経叢 L4-S2	股外旋	小坐骨孔を通過(90°方向転換)
外閉鎖筋	閉鎖膜外面	転子窩	閉鎖神経 L3-S3	股外旋	
上・下双子筋	坐骨の棘(上双子筋)と結節(下双子筋)	転子窩	仙骨神経叢 L4-S2	股外旋	内閉鎖筋の上下にあり
大腿方形筋	坐骨結節	大転子の下部,転子間稜	仙骨神経叢 L4-S2	股外旋	
梨状筋	仙骨前面	大転子内側	仙骨神経叢 L4-S2	股外旋	大坐骨孔を通過,梨状筋上孔,下孔

表2-14 股関節屈曲伸展の主動作筋

	筋	起始	停止
屈曲筋	腸骨筋	腸骨窩上2/3	小転子
	大腰筋	全腰椎肋骨突起・椎体・椎間板外側	小転子
伸展筋	大殿筋	後殿筋線・仙尾骨外側	大転子・殿筋粗面

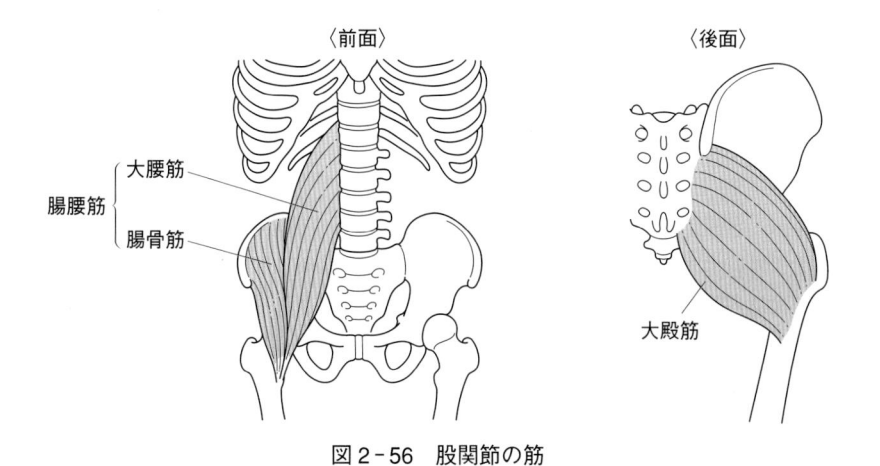

図2-56 股関節の筋

表2-15 股関節外転内転の主動作筋

筋		起始	停止
外転筋	中殿筋	前殿筋線, 腸骨綾, 後殿筋線	大転子
内転筋	大内転筋	坐骨下枝, 坐骨結節	大腿骨粗線 (小転子から内側上顆)
	短内転筋	恥骨結合, 恥骨結節	大腿骨粗線の上1/3
	長内転筋	恥骨結合, 恥骨結節	大腿骨粗線の中1/3
	恥骨筋	恥骨上枝	小転子の下 (恥骨筋線)
	大腿薄筋	恥骨結合の外側縁	脛骨の内側上縁

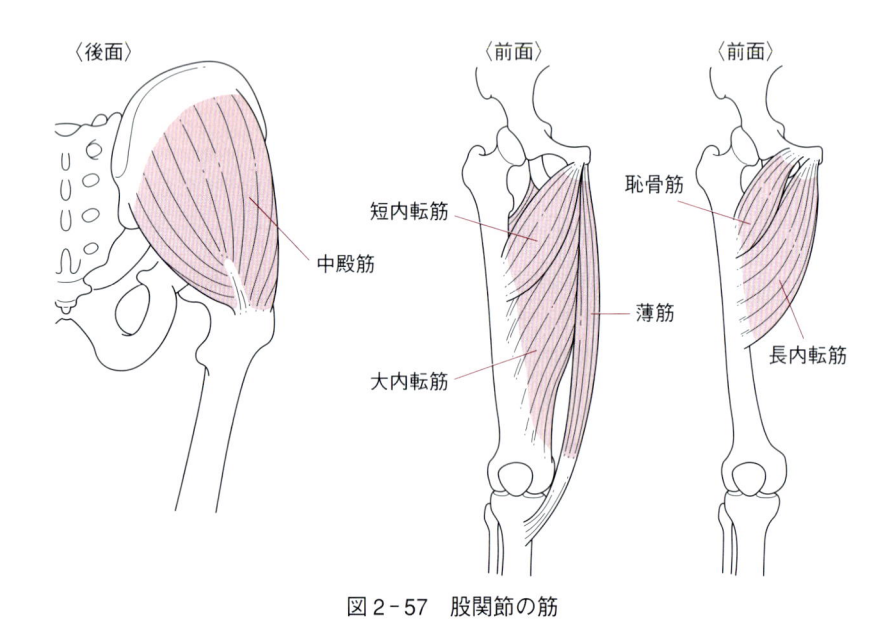

図2-57 股関節の筋

　半腱様筋, 半膜様筋, 大腿二頭筋長頭は2関節筋であり膝関節の屈曲にも作用する.
　股関節外転の主動作筋は, 中殿筋である. また小殿筋, 大腿筋膜張筋, 大殿筋の上方部線維も股関節外転に働く (表2-15, 図2-57).
　内転の主動作筋は, 大内転筋, 短内転筋, 長内転筋, 恥骨筋, 大腿薄筋である. いずれも閉鎖孔周辺からおこり, 大腿骨の後面へ付着する.
　股関節外旋の主動作筋は外閉鎖筋, 内閉鎖筋, 大腿方形筋, 梨状筋, 上双子筋, 下双子筋, 大殿筋である (表2-16).
　内旋の主動作筋は小殿筋, 大腿筋膜張筋 (図2-58) である.

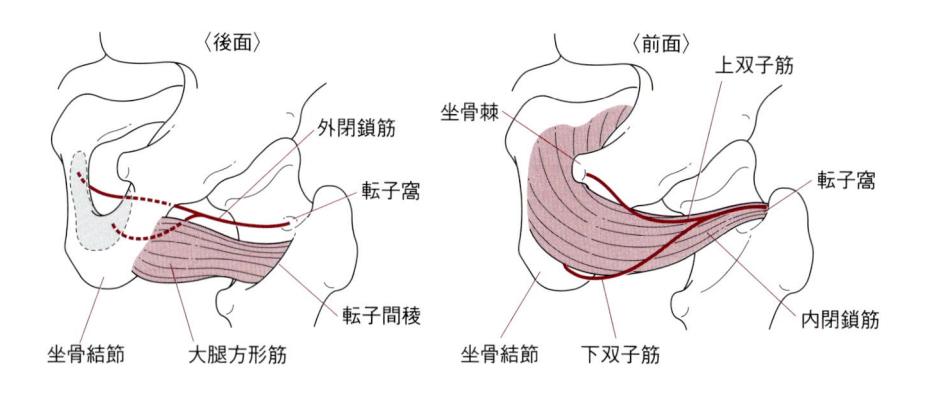

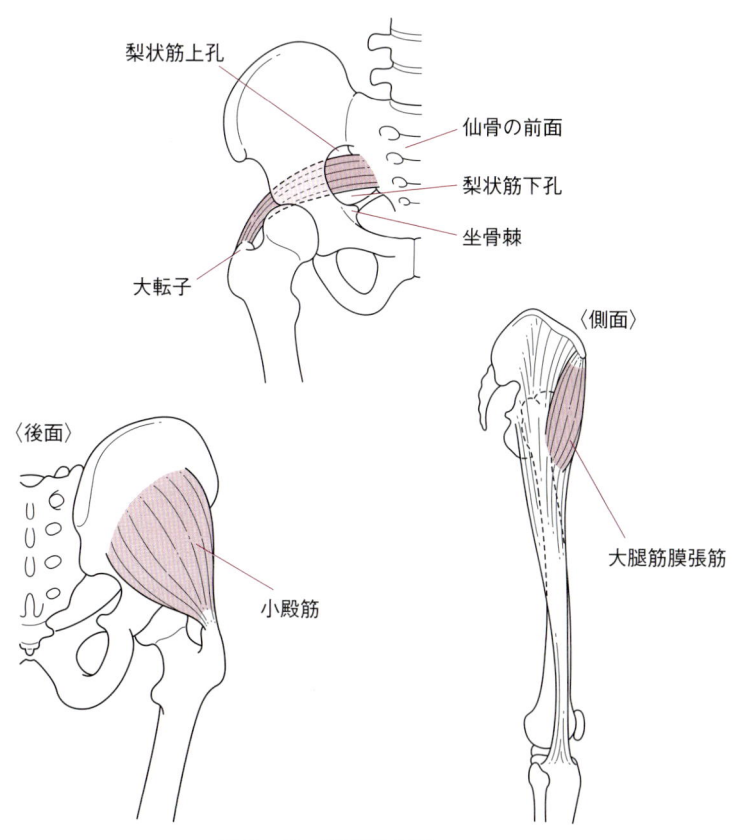

図 2-58 股関節の筋

表2-16　股関節外旋内旋の主動作筋

筋		起始	停止
外旋筋	外閉鎖筋	閉鎖孔外縁	転子窩
	内閉鎖筋	閉鎖孔縁	転子窩
	大腿方形筋	坐骨結節	転子間綾
	梨状筋	仙骨前面	大転子
	上双子筋	坐骨棘（上）	転子窩
	下双子筋	坐骨棘（下）	転子窩
	大殿筋	伸展の表2-14参照	
内旋筋	小殿筋	前殿筋線と下殿筋線の間・坐骨切痕	大転子前部
	大腿筋膜張筋	上前腸骨棘	脛骨外側顆

E 膝関節

1．下腿骨の主な名称

図2-59は膝関節の運動学を学ぶのに必要な下腿骨の解剖学的部位である．

2．膝関節の構造と機能（図2-60）

膝関節は，大腿骨と脛骨が作る関節と大腿骨と膝蓋骨が作る関節の総称である．前者を大腿脛骨関節，後者を大腿膝蓋関節という．体重を支持する荷重関節でありその構造は強靱である．また同時に歩行，立つ，坐るなどのダイナミックな動作を行うのに重要な役割を担う．このため大きな可動性をもつ．膝関節の運動を理解するために次の事項を理解することが大切である．

①大腿脛骨角

　大腿骨の長軸と脛骨の長軸は正常では170〜175°の角をもつ．これは大腿骨の内側顆が外側顆に比べ大きいためである．この角が大きすぎると下腿は外反しX脚（外反脚）となり，小さいと内反しO脚（内反脚）となる．

②半月（表2-17）

　脛骨の関節面には線維軟骨である内側および外側半月が存在する．内側半月はC字の形態であり，外側半月はO字の形態をしている．半月は関節の隙間を埋め，大腿骨と脛骨の関節面の適合性をよくする．また骨同士に直接衝撃が加わらないような緩衝作用もある．

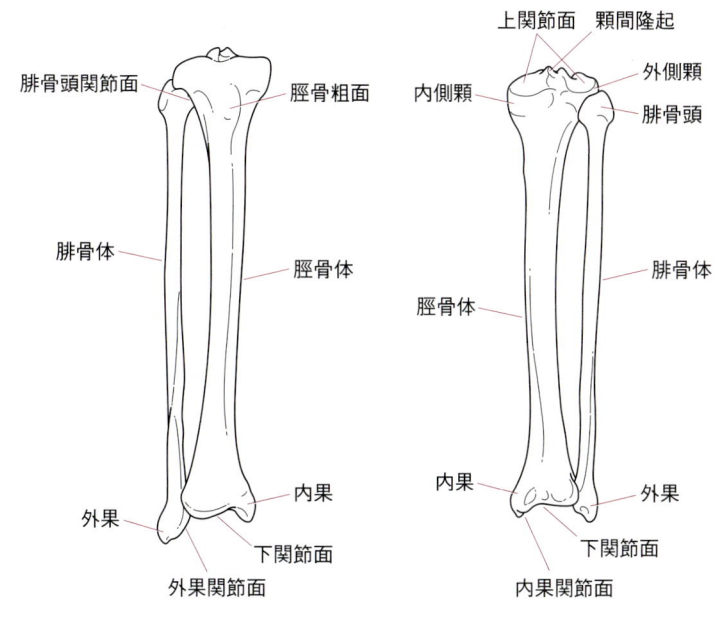

図2-59　下腿骨の主要解剖学的名称

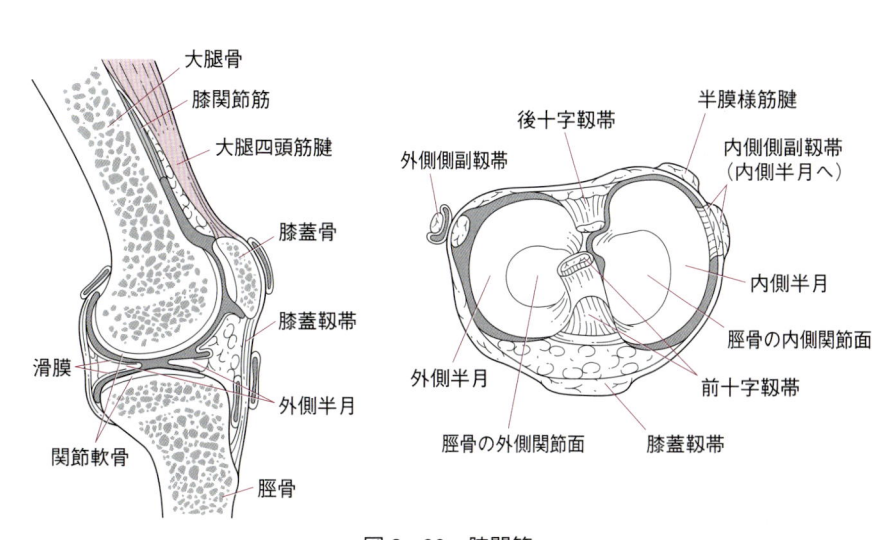

図2-60　膝関節

表 2-17　半月

形態	役割
内側 C 字・外側 O 字	関節の適合性 動きを円滑 関節圧を均等化 緩衝作用

③ころがり運動とすべり運動 rolling and sliding

　膝関節の屈伸運動は，ころがり運動とすべり運動の複合運動である．ころがり運動とは大腿骨関節面が脛骨関節面上をタイヤのようにころがる運動であり，すべり運動とは大腿骨関節面が脛骨関節面上ですべる運動をいう．屈曲初期はころがり運動が主であり，漸次すべり運動が加わる．大腿骨関節面は内側顆が外側顆より大きいため内側顆はすべり運動が大きく，外側顆はころがり運動が大きくなる．

④終末回旋運動 screw-home movement

　下腿が完全伸展する直前に脛骨が外旋する現象を終末回旋運動あるいはロッキングメカニズムという．このため膝関節伸展位では膝関節は緊張状態にあり関節の遊びがない．

3．膝関節の靱帯 (表 2-18, 2-19)

　膝関節には前・後十字靱帯，内側・外側側副靱帯がある．前十字靱帯は脛骨前顆間区よりおこり，大腿骨の顆間窩後内側に付着する（図 2-61）．前十字靱帯は，長さは約 31.3 ± 3mm（日本人では 29 ± 1mm），太さ 11mm．平均の強度は，成人で 1,730 newton である．後十字靱帯は脛骨後顆間区よりおこり，大腿骨の顆間窩前内側に付着する．前十字靱帯は，脛骨の前方すべりを制御し，後十字靱帯は後方すべりを制御している．

4．膝関節の筋 (表 2-20, 2-21, 図 2-62)

a）屈筋群

　膝の屈曲には半腱様筋，半膜様筋，大腿二頭筋が働く．半腱様筋，半膜様筋，大腿二頭筋は膝のハムストリングスとよばれている．半腱様筋，半膜様筋は大腿骨後面の内側を，大腿二頭筋は外側を走っている．大腿二頭筋は坐骨結節と大腿骨下部よりおこり筋の頭を 2 つもつ．

表2-18 膝関節の靱帯

靱帯	起始	停止
①前十字靱帯	大腿骨外側顆の後外側	脛骨前顆間区の内側
②後十字靱帯	大腿骨内側顆の前内側	脛骨後顆間区の外側
③内側側副靱帯	大腿骨内側上顆	脛骨内側顆
④外側側副靱帯	大腿骨外側上顆	腓骨頭

表2-19 膝関節の動きと靱帯の緊張

	屈曲	伸展	外旋	内旋
前十字靱帯	−	＋	−	＋
後十字靱帯	−	−	−	＋
外側側副靱帯	−	＋	＋	−
内側側副靱帯	−	＋	＋	−

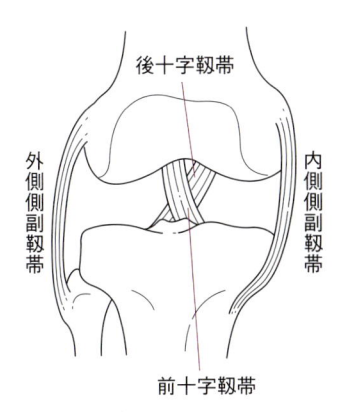

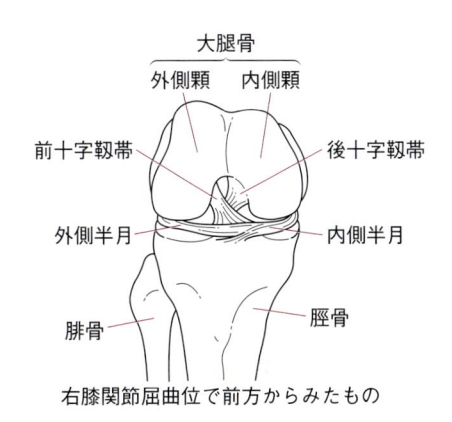

図2-61 膝の主な靱帯

b）伸筋群

膝の伸展には大腿四頭筋が働く．大腿四頭筋は大腿直筋，外側広筋，中間広筋，内側広筋よりなる．

F 足部の関節

1．足部の構造

足部関節を構成する骨は，脛骨，腓骨，距骨，踵骨，舟状骨，立方骨，3つの楔

表 2-20 膝関節の筋

筋	起始	停止	神経	作用
大腿四頭筋		膝蓋靱帯→脛骨粗面	大腿神経 L3, 4	膝伸展
内側広筋	転子間下部, 大腿骨粗線内側唇			
外側広筋	大転子基部, 大腿骨粗線外側唇			
中間広筋	大腿骨前面			
大腿直筋	下前腸骨棘, 臼蓋上縁			
腓腹筋		アキレス腱→踵骨隆起	脛骨神経 L5, S1	膝屈曲, 足底屈
内側頭	大腿骨内側上顆			
外側頭	大腿骨外側上顆			
膝窩筋	大腿骨外側顆, 膝関節包	脛骨上部後面	脛骨神経 L5-S2	膝屈曲, 内旋, 関節包を張る
足底筋	大腿骨外側上顆	アキレス腱→踵骨隆起	脛骨神経 S1-2	膝屈曲, 足底屈

表 2-21 膝関節の筋群

筋		起始	停止
屈曲筋	半腱様筋	坐骨結節	脛骨上部前内側
	半膜様筋	坐骨結節	脛骨内顆
	大腿二頭筋	坐骨結節 (長頭) 大腿骨粗線下部, 外側上顆 (短頭)	腓骨小頭
伸展筋	大腿直筋	上前腸骨棘	膝蓋骨底, 脛骨粗面
	内側広筋	転子間線から粗線内側	膝蓋骨底, 脛骨粗面
	中間広筋	大腿骨骨幹上部前面	膝蓋骨底, 脛骨粗面
	外側広筋	転子間線から粗線外側	膝蓋骨底, 脛骨粗面

状骨, 5つの中足骨, 5つの基節骨, 4つの中節骨, 5つの末節骨よりなる (図 2-63). 足部は便宜上, 後足部, 中足部, 前足部に分類される (図 2-64).

2. 足部の関節 (表 2-22)

　足部は 26 個の骨から構成されており隣接する骨同士がそれぞれ関節をもつ. そ

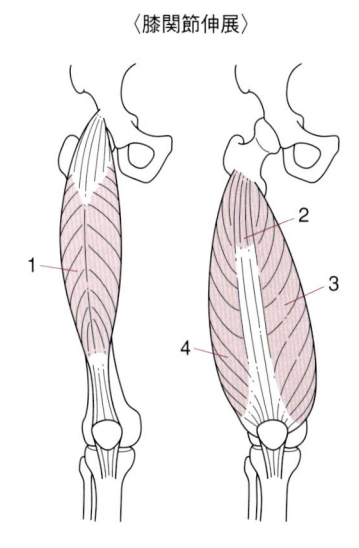

〈膝関節伸展〉 〈膝関節屈曲〉

大腿四頭筋
1. 大腿直筋　2. 中間広筋
3. 内側広筋　4. 外側広筋
〈前面〉

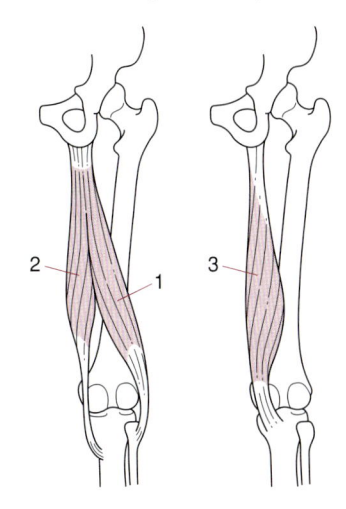

1. 大腿二頭筋
2. 半腱様筋
3. 半膜様筋
〈前面〉

図2-62　膝関節の伸展と屈曲

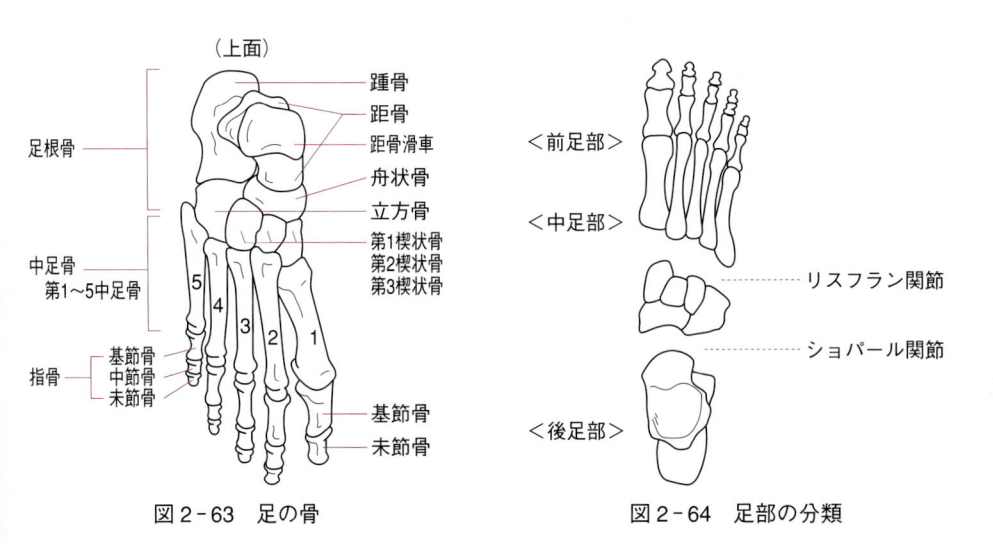

図2-63　足の骨

図2-64　足部の分類

2．下肢の運動学　129

表 2-22 足部関節の運動

①距腿関節	底屈 背屈
②距骨下関節	外転 内転 外返し 内返し
③横足根関節	底屈 背屈 外転 内転 外返し 内返し
④足根中足関節	底屈 背屈 外返し 内返し
⑤中足指節関節	屈曲 伸展 外転 内転
⑥指節間関節	屈曲 伸展 外転 内転

のため多数の関節が存在する．

①距腿関節

下腿骨（脛骨，腓骨）と距骨の連結をいう．距腿関節の運動は底屈と背屈である．

②距骨下関節

距骨と踵骨の連結をいう．距骨下関節の運動は外転と内転および外返しと内返し運動である．

③横足根関節（ショパール関節）

踵骨，距骨と立方骨，舟状骨の関節をいう．このうち踵骨と立方骨の連結を踵立関節，距骨と舟状骨の関節を距舟関節という．横足根関節は，外科的切断部位としてショパール関節ともいわれている．横足根関節の運動は底屈と背屈，外転と内転，外返しと内返し運動である．

④足根中足関節（リスフラン関節）

3つの楔状骨，立方骨と5つの中足骨の連結をいう．内側楔状骨は第1中足骨と，中間楔状骨は第2中足骨と，外側楔状骨は第3中足骨と連結し，立方骨は第4・5中足骨と連結している．足根中足関節は，外科的切断部位としてリスフラン関節ともいわれている．

足根中足関節の運動は底屈と背屈，外返しと内返しである．

⑤中足指節関節

5つの中足骨と基節骨の連結をいう．中足指節関節の運動は屈曲と伸展，外転と内転である．

⑥指節間関節

近位指節間関節と遠位指節間関節があり，前者は基節骨と中節骨の連結，後者は中節骨と末節骨との連結である．母指は中節骨がないため単に指節間関節という．

3. 足部の運動（図2-65）

　後足部，中足部では背屈と底屈，外転と内転，回反と回外運動ができる．足指は屈曲，伸展と外転，内転であるが筋が退化し外転できない場合もある．足部は複数の関節が複雑に存在するため，いくつかの動きが同時におこる，これを複合運動という．外返し（外反）とは背屈と外転と回内の複合運動をいい，内返し（内反）とは底屈と内転と回外の複合運動をいう．

4. 足部の靱帯（図2-66）

　足部の内側には内側靱帯があり，これは三角靱帯ともいわれている．外側には前距腓靱帯，後距腓靱帯，踵腓靱帯がある．これらは足関節側方の安定性を高めている．

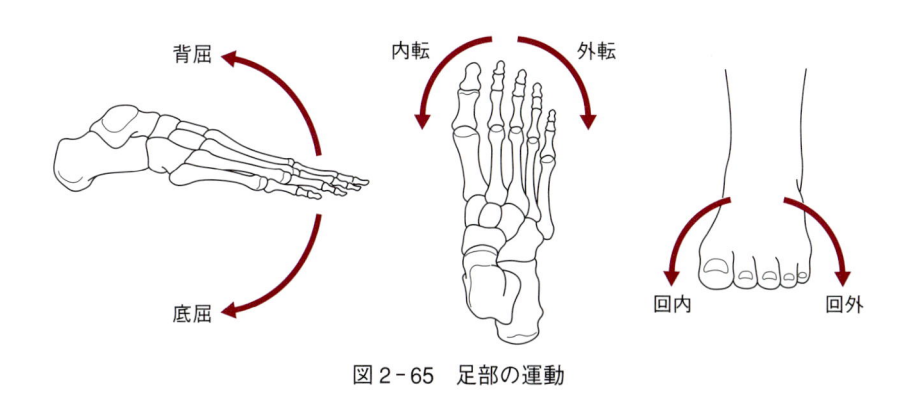

図2-65　足部の運動

図2-66　足関節部の靱帯

2．下肢の運動学　131

5. 足部の筋と働き（表2-23, 2-24）

前脛骨筋，第3腓骨，長指伸筋，長母指伸筋は足関節（距腿関節）の背屈に働く．腓腹筋，ヒラメ筋，長腓骨筋，短腓骨筋，後脛骨筋，長指屈筋，長母指屈筋は足関節の底屈に働く．またこれらの筋は，内返しや外返しにも働く．足関節の水平面図で底背屈の軸より前方に腱がある筋は伸展に，後方にある筋は底屈に働く．また内返し外返しの軸よりも内側に腱がある筋は内返しに，外側に腱がある筋は外返しに働く（図2-67）．

表2-23 足関節の筋

筋	起始	停止	神経	作用
腓腹筋*	大腿骨内側顆外側顆後面	アキレス腱となり踵骨隆起	脛骨神経 S1-2	足底屈
ヒラメ筋	脛骨ヒラメ筋線	アキレス腱となり踵骨隆起	脛骨神経 S1-2	足底屈
前脛骨筋	脛骨上外側，骨間膜	内側楔状骨，第1中足骨底	深腓骨神経 L4-5	足背屈，内反
長母指伸筋	下腿骨間膜，腓骨中央	母指末節骨底	深腓骨神経 L5	足背屈，内反，母指伸展
長指伸筋	脛骨外側顆，腓骨上部	第2-5指背腱膜	深腓骨神経 L5	足背屈，外反，2-5指伸展
第3腓骨筋	腓骨前下面	第5中足骨底背側	深腓骨神経 L4-S1	足背屈，外反，外転
長腓骨筋	腓骨頭，腓骨上外部	第1・2中足骨底，内側楔状骨	浅腓骨神経 S1	足底屈，外反
短腓骨筋	腓骨外側	第5中足骨底側	浅腓骨神経 S1	足底屈，外反
後脛骨筋	腓骨，脛骨，骨間膜	舟状骨，中間と外側楔状骨，第2・3中足骨底	脛骨神経 L4-S1	足底屈，内反，内転
長指屈筋	脛骨後面	第2-5指末節骨底	脛骨神経 L5-S2	足底屈，第2-5足指屈曲
長母指屈筋	下腿骨骨間膜，腓骨下2/3	母指末節骨底	脛骨神経 L5-S2	足底屈，内反，母指屈曲
短母指伸筋	踵骨前部背側	指背腱膜（長母指伸筋）	深腓骨神経 L4-S1	母指伸展
短指伸筋	踵骨前部背側	指背腱膜（長指伸筋）	深腓骨神経 L4-S1	2-5指伸展
母指外転筋	踵骨隆起内側	母指基節骨，種子骨	内側足底神経 L4-S1	母指外転，屈曲
短母指屈筋	内側楔状骨，長足底靭帯	母指基節骨，種子骨	内側，外側足底神経 L4-S1	母指MP屈曲

132 第2章 部位別運動学

表 2-23 続き

筋	起始	停止	神経	作用
母指内転筋	斜頭：立方骨，外側楔状骨，第2・3中足骨底 横頭：3-5中足骨頭	種子骨，母指基節骨底	外側足底神経 S1, 2	母指内転
小指外転筋	踵骨隆起	第5中足骨粗面，小指基節骨底	外側足底神経 S1, 2	小指外転，屈曲
短小指屈筋	第5中足骨底，長足底靱帯	小指基節骨底	外側足底神経 S1, 2	小指MP屈曲
小指対立筋	第5中足骨底，長足底靱帯	第5中足骨外側	外側足底神経 S1, 2	小指内転，屈曲
短指屈筋	踵骨隆起下面	第2-5中節骨底	内側足底神経 L4-S1	2-5指PIP屈曲
足底方形筋	踵骨内側下面	長指屈筋腱	外側足底神経 S1, 2	指屈曲
虫様筋	長指屈筋腱	第2-5指背腱膜	1, 2: 内側足底神経 L4-S1 3, 4: 外側足底神経 S1, 2	MP屈曲，PIP, DIP伸展
底側骨間筋	第3-5中足骨内側3個	3-5基節骨底と指背腱膜	深腓骨神経，外側足底神経 S1, 2	MP内転，屈曲，PIP, DIP伸展
背側骨間筋	第1-5中足骨相対する面4個	2-5基節骨底と指背腱膜	深腓骨神経，外側足底神経 S1, 2	MP外転，屈曲，PIP, DIP伸展

*腓腹筋とヒラメ筋を合わせて下腿三頭筋という

表 2-24 足関節の主動作筋

	筋	起始	停止
背屈筋	前脛骨筋	脛骨前外側面上部	第1楔状骨，第1中足骨背面
	第3腓骨筋	腓骨前下面	第5中足骨底
	長指伸筋	足指筋参照（表2-25）	
	長母指伸筋	足指筋参照（表2-25）	
底屈筋	腓腹筋	大腿骨内顆，外顆後面	踵骨中央部
	ヒラメ筋	腓骨骨体上部，脛骨後面	踵骨中央部
	長腓骨筋	腓骨上部	第1楔状骨，第1中足骨底面
	短腓骨筋	腓骨下部	第5中足骨基部
	後脛骨筋	脛骨，腓骨，骨間膜後面上部	舟状骨底面
	長指屈筋	足指筋参照（表2-25）	
	長母指屈筋	足指筋参照（表2-25）	

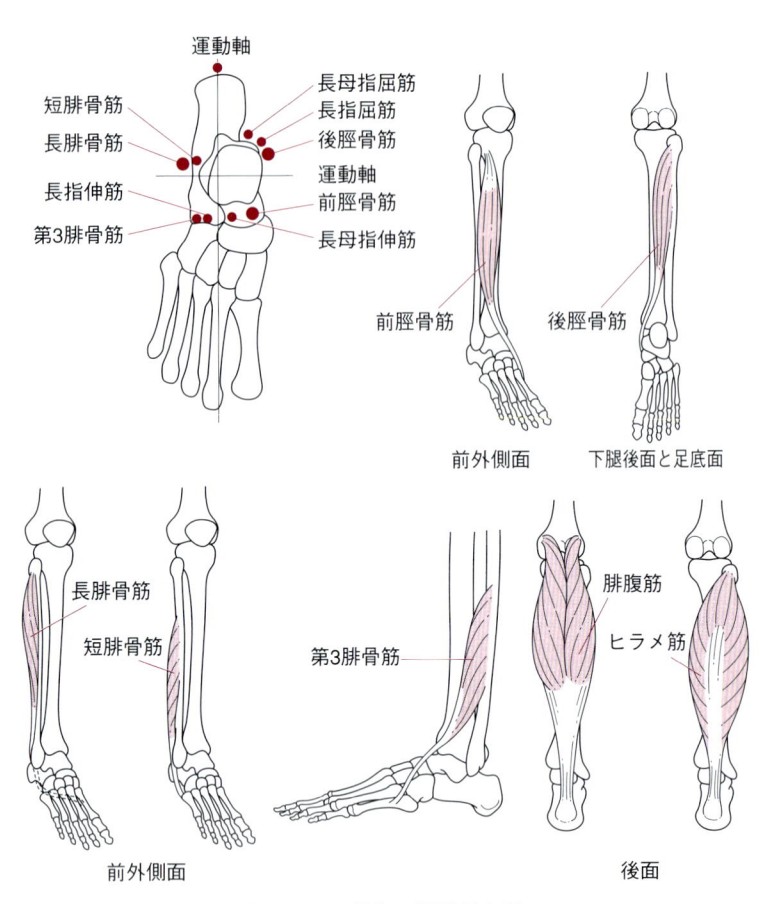

図2-67 足部の運動軸と筋

表2-25 足指運動と筋

筋		起始	停止
屈曲筋			
中足指節関節の屈曲筋	虫様筋	長指屈筋腱	末節骨
	短母指屈筋	立方骨内側	基節骨底部
指節間関節の屈曲	短指屈筋	踵骨隆起	外側4指の中節骨
	長指屈筋	脛骨骨体の後面中央	外側4指の末節骨
	長母指屈筋	腓骨後面下部	母指末節骨
伸展筋	長指伸筋	腓骨骨体前面	外側4指の末節骨
	短指屈筋	踵骨外側面	長指伸筋腱へ合流
	長母指伸筋	腓骨骨体前面	母指末節骨

6. 足指の筋と働き（表2-25, 図2-68）

　屈曲に働く主な筋は短指屈筋，長指屈筋，長母指屈筋である．伸展に働く主な筋は，長指伸筋，短指伸筋，長母指伸筋である．外転に働く筋は母指外転筋，背側骨間筋，小指外転筋であり，内転は底側骨間筋，母指内転筋である．

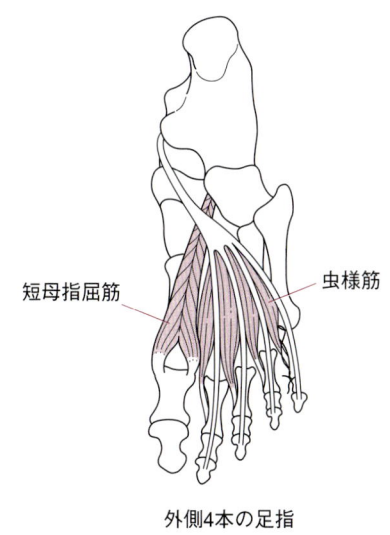

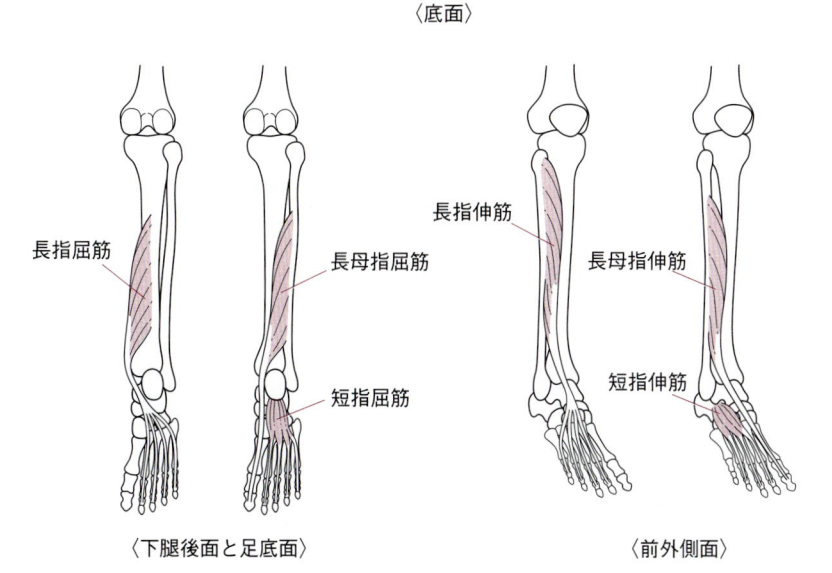

外側4本の足指
〈底面〉

〈下腿後面と足底面〉　　〈前外側面〉

図2-68　足指の筋

G 足のアーチ

　足のアーチとはいわゆる土踏まずのことである．足のアーチは床面からのショックの吸収と前方への推進力を得る働きを担う．アーチのしなやかさによって体重が床面にかかる衝撃を和らげる．足のアーチは内側縦アーチ，外側縦アーチ，横アーチに分類できる（図2-69, 2-70）．

　内側縦アーチは踵骨，距骨，舟状骨，内側楔状骨からなる．このアーチは主に衝撃を吸収するために働く．正常では体重がかかってもアーチが完全に消失することはない．中足靱帯，足根靱帯，底側背側楔舟靱帯，底側内側踵舟靱帯などが内側縦アーチを補強する（図2-71）．また後脛骨筋，長腓骨筋，長母指屈筋，長指屈筋，母指外転筋は内側縦アーチの形成にかかわっている．

　外側縦アーチは踵骨，立方骨，第5中足骨からなる．最も体重を受けて支えてい

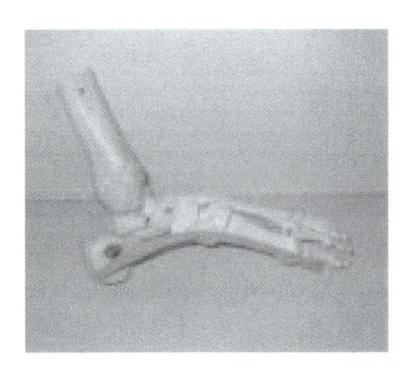

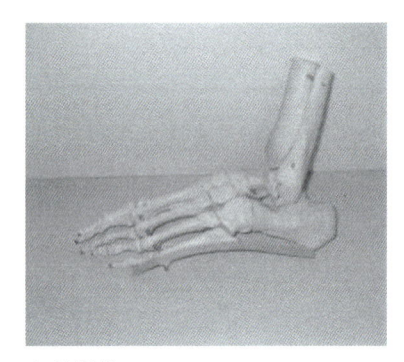

図2-69　内側縦アーチと外側縦アーチ

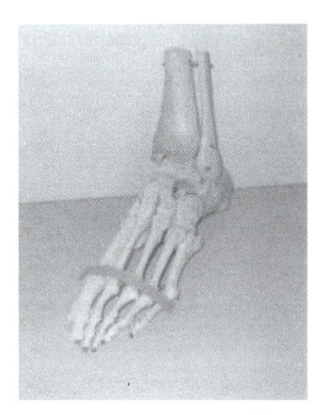

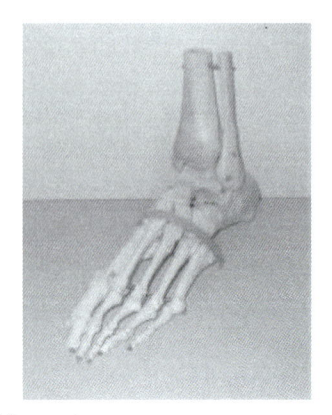

図2-70　横アーチ

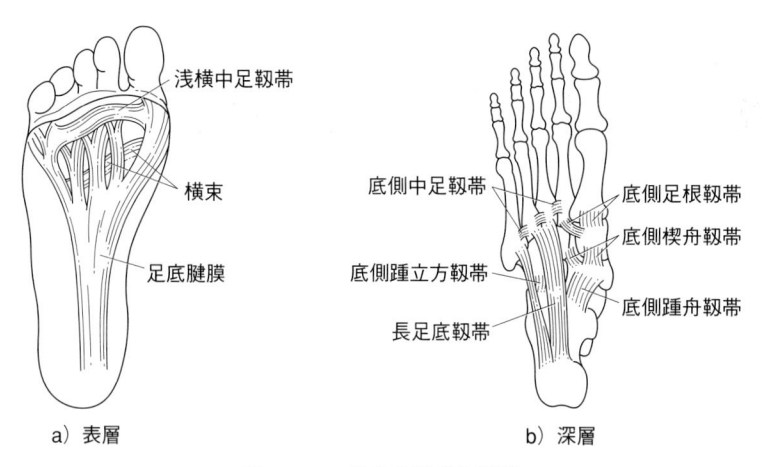

図2-71　足底の靱帯と腱膜

るアーチであり体重が加わると完全につぶれる．体重をかけない状態でアーチはあらわれる．長足底靱帯，踵立方靱帯，足根中足靱帯などが外側縦アーチを補強する．長腓骨筋，短腓骨筋，小指外転筋は外側縦アーチの形成にかかわる．

　横アーチは内側縦アーチと外側縦アーチの間にできるアーチをさす．このため構成する骨は部位によって異なる．近位部では立方骨と舟状骨で構成され，遠位部では中足骨で構成される．アーチの頂点は第2中足骨頭である．

〈安藤正志〉

3．脊柱・胸郭の運動学

　脊柱は，頸椎7個，胸椎12個，腰椎5個，仙椎5個（仙椎が癒合して1個の尾骨），尾椎3～6個（尾椎が癒合して1個の尾骨）の32～35個の椎骨からなる．脊柱の役割は，①頭部および体幹の支持と運動，②延髄，脊髄の保護である．脊柱の外観は，前額面（前後方向）ではまっすぐであるが，矢状面（左右方向）では4つの弯曲を呈する（図2-72）．胸部と骨盤部の後弯を示す弯曲は，胎生期からみられるもので第一次弯曲という．一方，頸部と腰部の前弯を示す弯曲は生後形成されるものであり，第二次弯曲とよんでいる．頸部の前弯は頸がすわる時期（生後3～4カ月）に，また腰部の前弯は歩き始める時期（生後12～18カ月）に発達する．

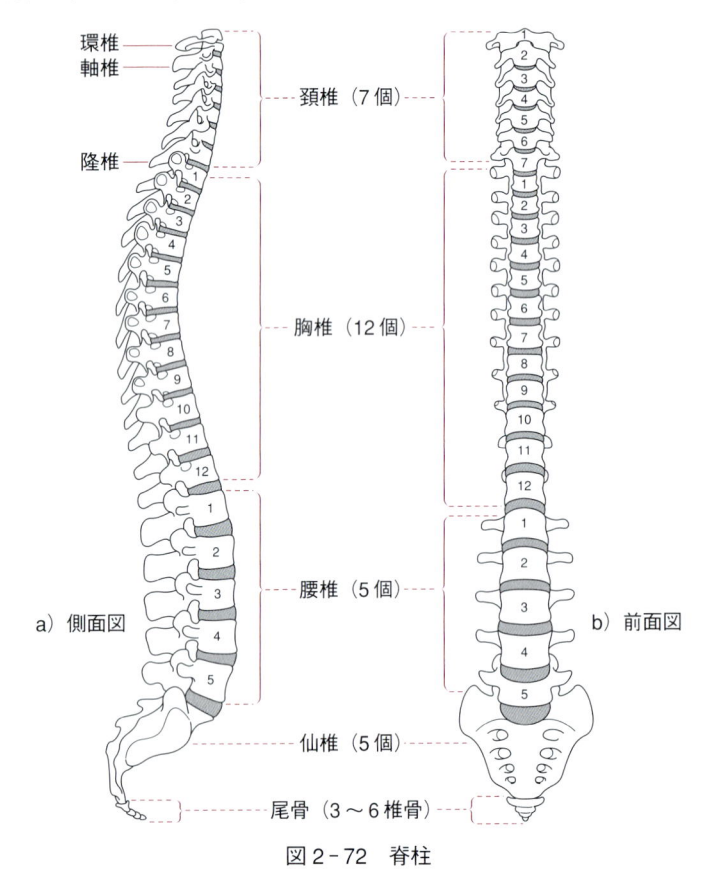

図2-72　脊柱

A 頚椎

1. 構造

a) 骨

　頚椎は，7個で構成されている．第1・第2頚椎は形状が特殊であり，環椎，軸椎とよばれている．環椎には椎体がなく（発生の途上で第2頚椎の椎体と癒合），棘突起もない．環椎は，環状で前弓と後弓と外側塊とで構成されている．横突起には穴があいていて，上位6個では椎骨動静脈がここを通る．軸椎は，歯突起が特徴である．第7頚椎は，背部から頭尾側方向に触れたとき，他の頚椎よりも大きな棘突起をもつことから隆椎 vertebral prominens とよばれ，頚椎と胸椎を分ける目印となる．

b) 靱帯

　1) 頭蓋と上位頚椎の連結（図2-73）

　　環椎と後頭骨との間の関節を環椎後頭関節といい，前環椎後頭膜，後環椎

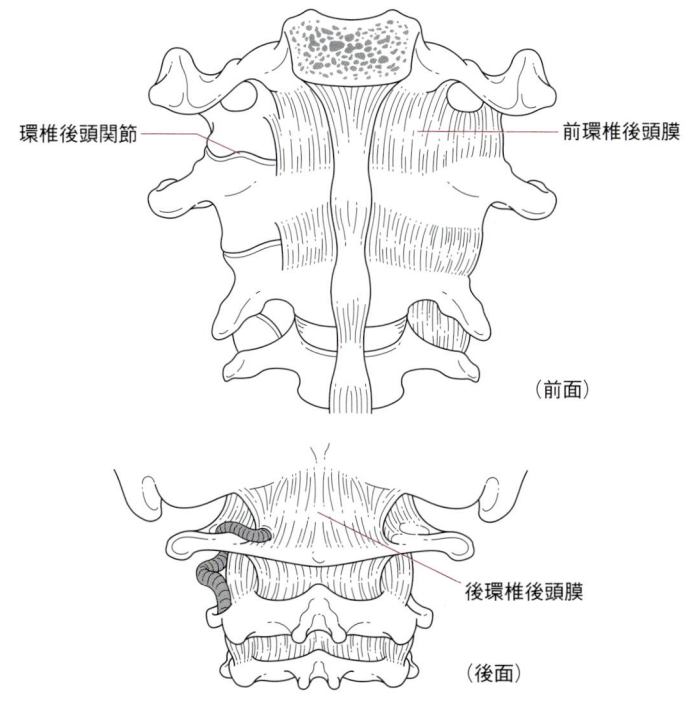

図2-73　環椎後頭関節と環軸関節

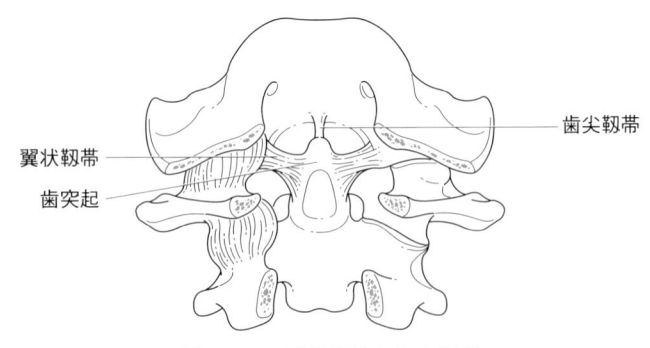

図2-74　翼状靱帯と歯尖靱帯

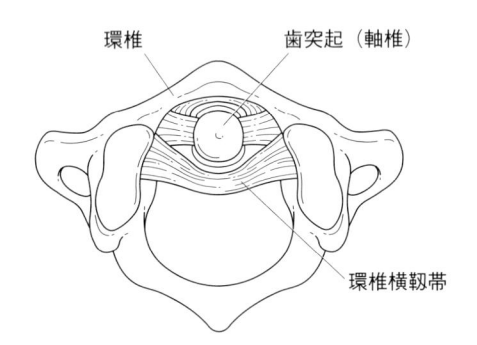

図2-75　上面からみた環軸関節

後頭膜がおおい，外側環椎後頭靱帯が補強している．
2）軸椎を後頭骨と結ぶ靱帯（図2-74）
　蓋膜は，脊柱管の中の歯突起とその靱帯をおおう広くて強い靱帯であり，脊柱の後縦靱帯の上方への延長である．歯突起の尖端の両側からおこり，斜めに上外方へ走り後頭骨顆の内側に終わる靱帯を翼状靱帯という．頭蓋の回旋を抑制する役割を果たしている．また，歯突起の尖端から大後頭孔の前縁につく靱帯を歯尖靱帯という．
3）環椎と軸椎の連結（図2-75）
　環椎と軸椎の運動分節を連結する靱帯として，環椎横靱帯がある．軸椎の後方を横に走り，前弓に接している軸椎を保持している．環椎横靱帯からは上下に線維束が伸びており，それぞれ上脚，下脚という．環椎横靱帯と上脚，下脚を，形状から環椎十字靱帯とよんでいる．
4）脊柱の連結（図2-76）
　脊柱の連結は，椎体と椎弓の連結に分けられる．

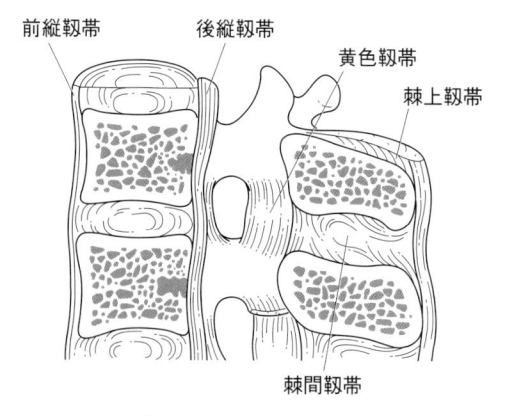

図2-76　矢状面からみた腰椎の運動分節と靱帯

　椎体の連結では，椎体の前方を環椎から仙骨まで前縦靱帯が走行している．椎間円板の部位より，椎体のところで強固に結合している．また，椎体の後方（脊柱管の中で）環椎から仙骨まで後縦靱帯が走行している．環椎の部分では，名称が蓋膜となる．頸椎，腰椎部より胸椎部で厚く，椎間円板とは強固に結合している．後縦靱帯は，前縦靱帯より厚い．上下の椎体間には，椎間円板が存在している．生体の椎間円板の数は，23個である．椎間円板は，線維輪と90％水分の髄核で成り立っている．

　椎弓の連結は，項靱帯，棘間靱帯，棘上靱帯，黄色靱帯，横突間靱帯により成り立っている．外後頭隆起から第7頸椎棘突起には，下位頸椎の棘上靱帯に相当する項靱帯がついている．棘間靱帯，および横突間靱帯は上下の棘突起，および横突起を連結している．また，黄色靱帯は，軸椎から第1仙椎までの隣り合う椎骨の椎弓板を結んでいる．棘上靱帯は，第7頸椎から仙骨までの棘突起の尖端を1つに結んでいる．

　体幹が前屈する際，椎間円板の前方部分は圧迫され，棘上靱帯，棘間靱帯，横突間靱帯など後部にある靱帯が前屈の制限因子となる．また，伸展時では前縦靱帯の伸張や後方の棘突起間のぶつかりによって制限を受ける．

c）関節

　頸椎の関節を上から順に形状についてとらえてみる．後頭骨の後頭顆と環椎の上関節窩は環椎後頭関節とよばれる．形状は顆状関節であり，関節軸は2軸である．環椎と軸椎の連結は，車軸関節（1軸）の正中環軸関節と左右にある平面関節（多軸）である外側環軸関節の2つがある．また，第3頸椎から第7頸椎の連結は，平面関節（多軸）である椎間関節である．頸椎における椎間関節の向きは，45°後方

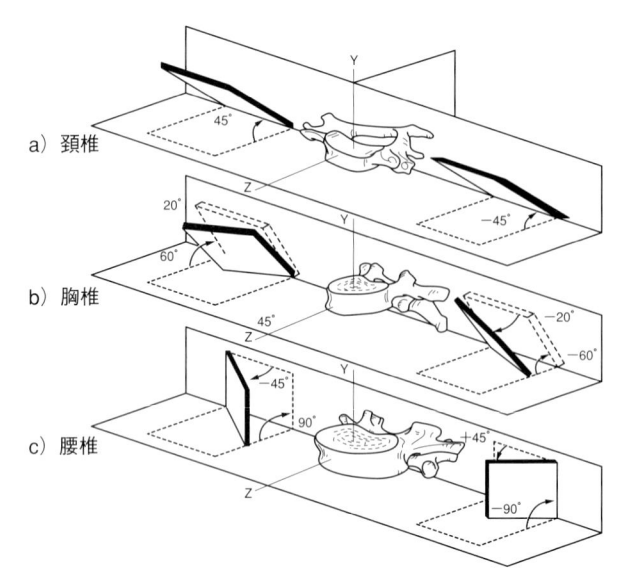

図2-77 頚椎，胸椎，腰椎における椎間関節の向き
(White AA, Panjabi MM. Clinical Biomechanics of the Spine. Philadelphia: Lippincott, 1978)

へ傾斜している（図2-77）．
　第3～7頚椎では隣り合う椎体が椎間円板の外側部で互いに接しており，滑膜性の小関節を形作る．これをルシュカ関節という．
d）筋（表2-26）

2．機　能
a）運動（運動方向と可動域，筋）
　頚椎の動きは，後頭骨と上位2頚椎の動きと下位6頚椎の動きの2つに分けてとらえることができる．環椎後頭関節は形状から顆状関節とよばれ，屈曲-伸展と側屈の2方向の運動が可能である．環椎と軸椎の運動分節は，車軸関節の正中環軸関節と平面関節の外側環軸関節の2つがある．
　骨運動学的にとらえると，頚部の運動は屈曲-伸展，側屈，回旋があり，それぞれ屈曲60°，伸展50°，側屈50°，回旋60°の可動域をもっている．関節運動学的に頚椎の運動をとらえる場合，各関節の形状を把握していれば，より運動を理解できる．関節運動学に則り屈曲-伸展を定義すれば，下位頚椎の椎間関節面上を上位頚椎の関節面が前方へ滑るのを屈曲といい，後方へ滑ることを伸展という．側屈と

表 2-26 頚部の筋

筋	起始	停止	作用	支配神経
胸鎖乳突筋	胸骨頭：胸骨上縁 鎖骨頭：鎖骨の胸骨縁	乳様突起，後頭骨	両側：屈伸 片側：斜頚位	副神経 頚神経C1〜3
上舌骨筋群	側頭骨，下顎骨	舌骨	下顎骨の引き下げ，舌骨の引き上げ	顔面，下顎および舌下神経
下舌骨筋群	胸骨，上肢帯	舌骨	舌骨を引き下げる	舌下神経係蹄 C1〜4
椎前筋群	頚椎前面にあり，上方は後頭骨下面から，下方は第3胸椎までの間にある		両側：屈伸 片側：同側側屈	頚神経C1〜8 後頭下神経C1
斜角筋群	頚椎側面にあり，上方は第2頚椎横突起から，下方は第2(3)肋骨に至る		両側：屈伸 片側：同側側屈	頚神経C1〜8
板状筋	項靱帯，第3頚椎〜第6胸椎棘突起	乳様突起，上項線，第1〜3頚椎横突起	両側：屈伸 片側：同側側屈，回旋	頚神経C1〜8
脊柱起立筋群	上方の付着部は，肋骨角，頚椎，胸椎後部，乳様突起下方の付着部は，腰背筋膜，腰椎，下部頚椎，肋骨角など		両側：頚部，脊柱の伸展 片側：同側側屈，同側回旋	頚・胸神経 C2〜T6
短背筋群	後頭骨下面から，胸腰椎までの範囲にある．横突起，棘突起を様々に連結している		両側：頚部，脊柱の伸展 片側：同側側屈，反対側回旋	頚・胸神経 C2〜T6 仙骨神経 C1〜S3
後頭下筋群	環椎，軸椎	環椎，後頭骨	両側：頚部伸展 片側：同側側屈，回旋	頚神経C1〜2

回旋では，椎間関節の滑りに密接な関連がある．頚椎の右側屈の場合，右側の椎間関節面上で上位頚椎の椎間関節面が後方に滑るとき，左側の上位頚椎の椎間関節面は前方へ滑る．回旋でも運動方向と椎間関節の滑りの方向は，側屈と同様の関係となっている．すなわち，頚椎の側屈は回旋とセットで行われているということである．また，上位頚椎の動きは回旋において特徴的である．正中環軸関節の動きが頚部の回旋可動域の半分以上を担い，第3〜7頚椎が残りの回旋を分担している．このとき，環椎後頭関節の回旋は0である．側屈では，環軸関節の動きが0である（図2-78）．

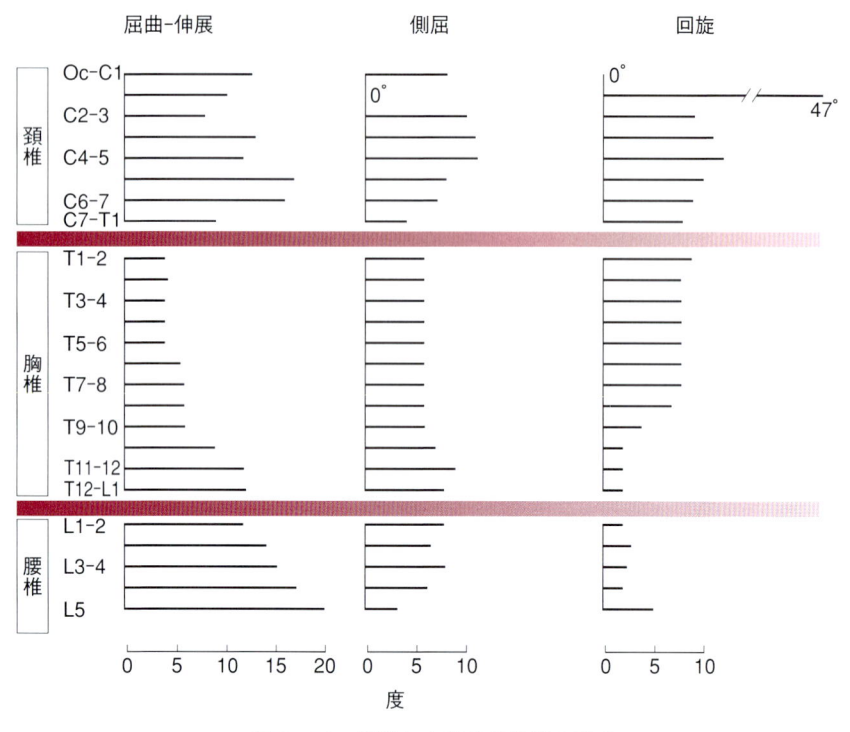

図 2-78 脊柱における各分節の動き

　頚椎には生理的前弯があり，矢状面上で頚椎がストレートになるまで屈曲が可能である．特に第 5・6 頚椎の動きが最も大きい．顎を引くような動作は，おもに環椎後頭関節によっている．

3. 障　害
a）代表的な障害と検査法
　頚椎椎間板ヘルニア：30 歳代以降に多く，頚椎 4-5，5-6，6-7 に多い．側方ヘルニアでは神経根圧迫症状を，後側方ヘルニアでは神経根と脊髄圧迫症状を呈する．

- **Spurling テスト**：頭部を患側へ倒し前頭部を圧迫すると，神経根に圧迫があれば上肢に痛みやしびれが生ずる．
- **Jackson テスト**：頭部を健側に他動的に曲げさせて，肩を押し下げると，患側上肢に放散痛が現れる．
- **胸郭出口症候群**：前斜角筋と中斜角筋の間を腕神経叢と鎖骨下動脈が通る

144　第 2 章　部位別運動学

Adson テスト　　　　　　　　Wright テスト

Eden テスト

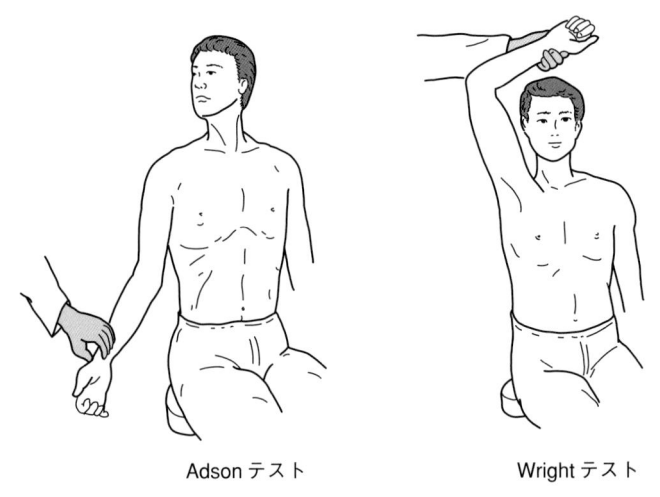

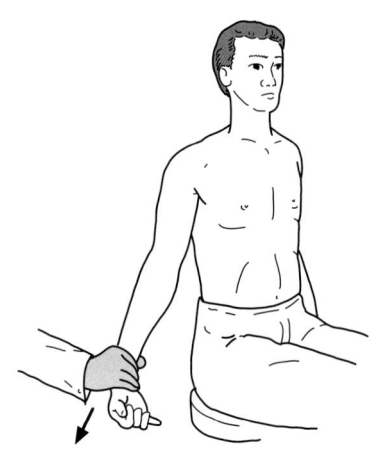

図 2-79　胸郭出口症候群に対する検査法
（東 博彦, 他. 整形外科サブノート. 改訂第 4 版. 南江堂, 1997）

が，走行中組織による絞扼を受け，しびれや脈の欠損を生じることがある．前・中斜角筋と鎖骨で囲まれた部分で絞扼を受けるものを斜角筋症候群，肋骨と鎖骨により絞扼されるものを肋鎖症候群，そして小胸筋と胸壁部で絞扼されるものを過外転症候群という．

　それぞれの絞扼部位での検査法は Adson テスト，Eden テスト，Wright テストとよんでいる（図 2-79）．

B 胸椎

1. 構　造
a）骨

　胸椎は典型的な脊椎骨であるので，椎骨の一般的な特徴について説明を加える．肋骨頭との関節面が椎体の両側にあり，第11・12胸椎を除いたすべての棘突起に肋骨結節との関節面があることが特徴である．椎体はほぼ円柱を呈し，上・下の面に椎間板が介在している．椎体の後方には，椎弓がある．椎弓は，椎弓根と椎弓板で構成され，4個の関節突起，2個の横突起と1個の棘突起が突出している．椎弓根は，上下の椎切痕をもち，椎間孔を形成する．胸椎は，頸椎と腰椎の中間の大きさである．胸椎の中間の椎体は，ハート型をしている．椎体の後方の椎孔の大きさは，中指大である．

b）靱帯
c）関節　｝胸郭の項で述べる．
d）筋

2. 機　能
運動

　呼吸運動は，胸郭の項で述べることとし，体幹の運動に焦点をあて述べる．胸椎の上部では，呼吸運動を阻害しないようにすべての運動が制限されている．特徴としては，どちらかといえば上部胸椎が回旋に，下部胸椎が屈曲，伸展と側屈に関係している（図2-78）．

3. 障　害
代表的な障害と検査法

　脊柱側弯症は，前額面において弯曲を呈する異常である．先天性側弯症，特発性側弯症や先天異常に合併するMarfan症候群，神経線維腫症などにみられる．原因の明らかでない特発性側弯症は，全体の80％近くを占めている．特に，思春期側弯では，右凸の胸椎側弯が多い．骨の成長終了に伴って，側弯の進行はほぼ停止する．

　Cobb法：国際的に認められているレントゲン計測法である．上位終椎の上面と下位終椎の下面に接線を引き，接線の交わる補角をもって側弯の角度を示す．

C 腰椎

1. 構造
a) 骨
　腰椎は，椎体の中で最も大きい．横突起は穴がなく，椎体の両側に関節面がないことが特徴である．椎孔は，三角形をしているが頚椎よりは小さい（胸椎より大きい）．棘突起は，幅が広く太い．腰椎の本来の横突起は乳様突起と副突起であり，横突起と誤りやすいのは肋骨突起である．腰椎の下は，仙骨と尾骨である．

　腸骨，恥骨，坐骨は，Y軟骨により連結しているが，骨化して1個の寛骨となる．骨盤は，左右の寛骨と仙骨により成り立っている．

b) 靱帯
　第5腰椎と仙骨を結ぶ靱帯は，5つある．具体的には，①前・縦靱帯の下方へと続き，②第5腰椎と第1仙椎間の椎間円板，③第5腰椎椎弓板と第1仙椎椎弓板を結ぶ黄色靱帯，④関節突起を結ぶ関節包，⑤棘間靱帯と棘上靱帯である．また，骨盤との連結にかかわる靱帯として，腸腰靱帯がある．長い間，腰方形筋からこの靱帯に進化すると考えられていたが，胎児にこの靱帯が発見され，否定された．

c) 関節
　第1腰椎から第5腰椎間の椎間関節は，平面関節（多軸）である．腰椎における椎間関節の向きは，どちらかというと矢状面を向いている．

d) 筋（表2-27）

2. 機能
a) 運動
　骨運動学的に腰椎の運動は，屈曲-伸展，側屈，回旋がある．運動の可動範囲は，屈曲45°，伸展30°，側屈50°，回旋40°である．腰椎の椎間関節面が矢状面に近いため，運動方向では，屈曲-伸展の可動域が最も大きく，側屈，回旋と続く．回旋は，椎間関節のロッキングがおこり，可動性は最も少ない．腰椎の屈曲-伸展で最も可動域が大きいのは，第5腰椎と第1仙椎の椎間関節であり，次に第4腰椎と第5腰椎の椎間関節となる．可動性の大きい部位は，傷害を負いやすく腰椎椎間板ヘルニアの最も多いのも，第5腰椎と第1仙椎の椎間関節，第4腰椎と第5腰椎の椎間関節で全体の90%を占める（図2-78）．

表2-27 腰部の筋

筋	起始	停止	作用	支配神経
腹直筋	第5〜7肋軟骨,剣状突起	恥骨結合,恥骨結節	胸郭前壁の引き下げ,骨盤前部の引き下げ→脊柱の屈曲	肋間神経 T6〜12
外腹斜筋	第6〜12肋骨外側面	白線,恥骨結合前面,鼠径靱帯	両側：屈曲 片側：同側側屈,反対側回旋	肋間神経 T5〜L1
内腹斜筋	腰背筋膜深葉,腸骨稜の中間線,鼠径靱帯外側	後部筋束は第11・12肋骨,他は腹直筋鞘外縁で腱膜となり,2枚に分かれて,腹直筋鞘の前後両葉に移る	両側：屈曲 片側：同側側屈,同側回旋	肋間神経,腰神経,腸骨下腹神経,腸骨鼠径神経 T7〜L3
腰方形筋	下位3〜4個の腰椎肋骨突起,腸骨稜,腸腰靱帯	第12肋骨,第1〜3腰椎肋骨突起	両側：第12肋骨引き下げ 片側：同側側屈	腰神経叢の枝 T12〜L3

3. 障害

代表的な障害と検査法など

腰椎椎間板ヘルニア：疫学的に20〜30歳代の男性に最も多い．特に，L4〜L5間とL5〜S1間に多く，全体の90%を占める．以下の疼痛誘発テストが用いられる．

- 下肢伸展挙上 straight leg raising（SLR）テスト：背臥位にて，膝伸展位で下肢を挙上する．疼痛が生じれば（放散痛），坐骨神経ないし神経根の刺激状態を示している．
- FNS（femoral nerve stretch test）テスト：腹臥位にて，膝屈曲位で股関節を伸展させる．

D 胸郭（呼吸を含む）

1. 構造

a）骨（図2-80a, 2-80b）

骨性の胸郭は12個の胸椎と左右12本ずつの肋骨からなり，前面は胸骨と肋軟骨で形作られている．籠のような形状をした胸郭は，上下に胸郭上口と胸郭下口があり，上口も下口も前後径に比べて横径の方が大きい．剣状突起の部分では，胸骨下

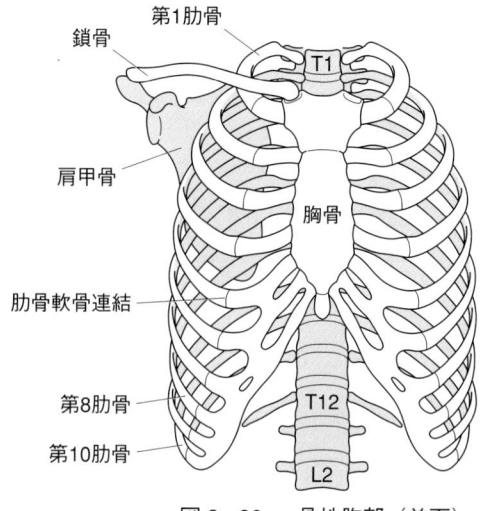

図2-80a　骨性胸郭（前面）

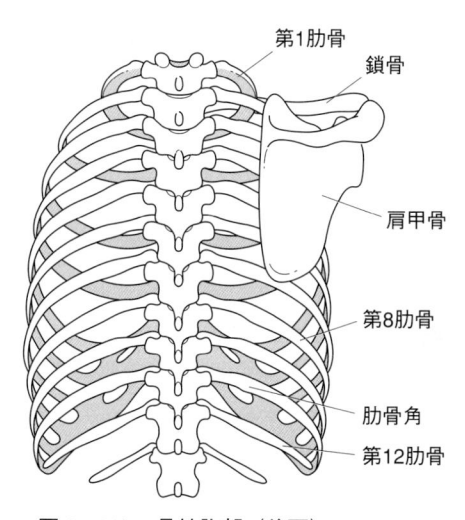

図2-80b　骨性胸郭（後面）

角がある．中の空間を胸腔という．

　胸骨は，鎖骨および肋骨（第1～7肋骨）と関節をつくる．第2肋骨との関節部分は胸骨角（ルイ角）といい，前方に出っ張った形状を呈する．肋間を触診する際，目印となる（第2肋骨の下の肋間は第2肋間）．肋骨の肋骨頭，肋骨結節は椎骨と横突起とで関節をつくる．肋骨体の近位には，肋骨角という稜線があり，腸肋筋が

3．脊柱・胸郭の運動学　149

図2-81a

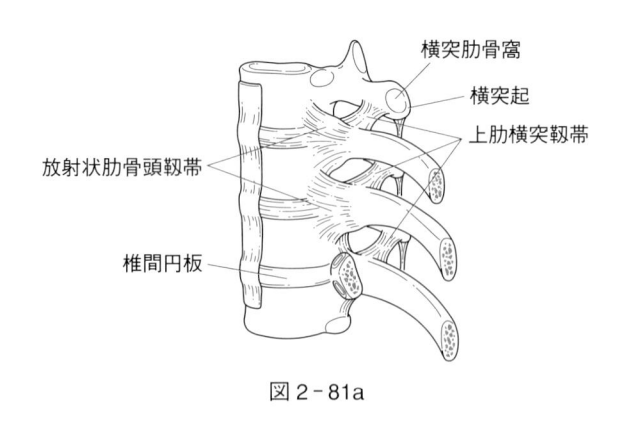

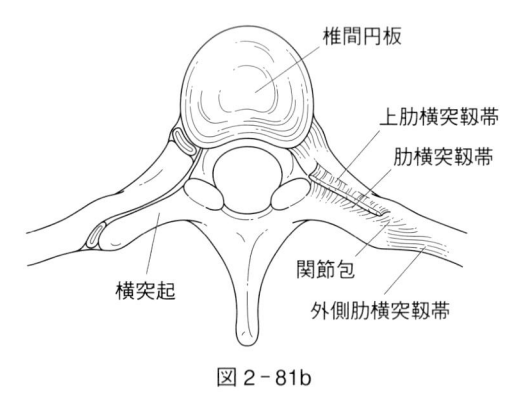

図2-81b

付着する.

b）靱帯（図2-81a, 2-81b）

　椎骨と肋骨頭と肋骨結節との関節は，それぞれ肋骨頭関節，肋横突関節とよばれる．

　肋骨頭関節は，形状から平面関節とよばれ，第1・2・11・12肋骨はそれぞれ1個の椎骨と関節をつくる．靱帯は，放射状肋骨頭靱帯，関節内肋骨頭靱帯である．また，肋横突関節は，形状から平面関節である．第11・12肋骨にはこの関節がない．

　靱帯は，上肋横突靱帯，外側肋横突靱帯，肋横突靱帯である．

c）関節（図2-80a）

　胸椎と肋骨との間の関節は，肋椎関節といい，上述の肋骨頭関節と肋横突関節の2つがある．また，胸郭の前面で，胸骨と肋骨との結合を胸肋結合といい，胸肋関節，肋軟骨間関節，胸骨軟骨結合の3つがある．胸肋関節は，第2〜7肋軟骨と胸

表2-28 胸郭の筋

筋	起始	停止	作用	支配神経
外肋間筋	後端は肋骨結節，前端は肋軟骨初部にいたる，筋の走行は，後部では内上方→外上方，中部では後外方→前内方，後部では下内方→上外方		外肋間筋は肋骨の挙上，内肋間筋は肋骨の引き下げ（ただし前部は挙上）作用をする	肋間神経 T1～11
内肋間筋	外肋間筋内側で，後端は肋骨角付近，前端は胸骨縁．走行は，前部では下外方→上内方，中部では後外方→前内方，後部では下内方→上外方			
肋骨挙筋	脊椎後面両側に12対ある．C7～T11の横突起から	すぐ下，または1つおいた下の肋骨につく	外肋間筋の補助	脊髄神経後枝 C8～T11
肋下筋	胸郭内壁で，内肋間筋の後部で筋束が肋骨を1つとびこしている		内肋間筋の補助	肋間神経 T1～11
胸横筋	前胸壁内面，胸骨後面	4つに分かれ，第3～6肋軟骨外側端につく	肋骨の引き下げ	肋間神経 T2～6
横隔膜	腰椎，肋骨，胸骨→腱中心		腱中心を下げる	横隔神経 C3～5

骨との間の半関節であり，第1肋骨は軟骨結合である．肋軟骨間関節は，第5～10肋軟骨相互の関節であり，胸肋関節と同様半関節である．また，胸骨軟骨結合は胸骨の3つの部分の結合である．

d）筋（胸郭の筋：表2-28）

2．機 能

a）運動（図2-82）

1）呼吸運動

生体は外界から酸素を取り込み，炭酸ガスを体外へ排出することで生命を維持している．呼吸は，肺における大気と血液との間のガス交換（外呼吸あるいは肺呼吸）と体内の細胞と血液とのガス交換（内呼吸あるいは細胞呼吸）に分けられる．まず，呼吸運動の仕組みについて述べる．

胸郭の容積は，骨性胸郭の①垂直方向の径の増加，②肋骨の前後径の増加，③脊柱の伸展によっている．①は，横隔膜の収縮により垂直径が長くなることによる容量の増加が生じる．②は主として上位肋骨の動きによる前後径の増加，および下位肋骨の左右径の増加による容量の増加が生じる．肋骨の動

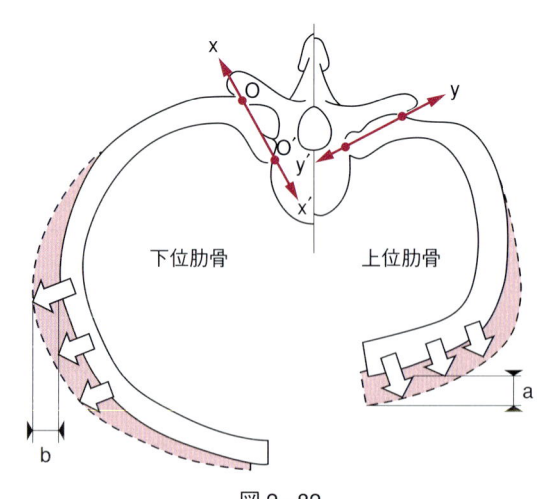

図 2-82
（カパンディ関節の生理学，Ⅲ体幹・脊柱．医歯薬出版，1998）

きは，外肋間筋の作用によって肋骨が引き上げられることによる．引き上げられる肋骨は，第1・2肋骨，第11・12肋骨を除いた肋骨である．上位肋骨と下位肋骨の動きの差は，肋骨の動きの鍵を握る肋骨頭と肋横突関節を結ぶ線分（運動軸）の違いが関係している．上位肋骨は，肋骨頭と肋横突関節を結ぶ線分がどちらかというと前額面に近いため，左右径よりも前後径が増大することになる．一方，下位肋骨は運動軸がどちらかというと矢状面に近いため，前後径よりも左右径が増大する．上位肋骨と下位肋骨との移行部位（中位の肋骨）では前後径と左右径の両方が増大する．また，脊柱を伸展することによって容量の増加が生じる．

2）安静呼吸と強制呼吸（表2-29）

　安静呼吸は，横隔膜呼吸（腹式呼吸）と肋骨呼吸（胸式呼吸）があるが，通常2つの呼吸は混合した形で行われる．一般に，男性は腹式呼吸，女性は胸式呼吸といわれている．安静吸気に関与する筋は，横隔膜と外肋間筋，内肋間筋の前部線維である．安静呼気は，収縮した筋が弛緩して骨性胸郭が安静位置に戻ることをいう．

　強制呼吸は，運動時や肺疾患による酸素欠乏状態を回避するため，より多くの換気をする運動である．強制吸気では，胸郭の容量を増大させる（第1・2肋骨を引き上げる）ため，安静時の外肋間筋以外に胸鎖乳突筋，斜角筋が働く．他の肋骨は肋骨挙筋，上後鋸筋が働き強く引き上げられる．また，

表 2-29　呼吸筋

吸気筋	強制吸気	強制呼気
横隔膜 外肋間筋 内肋間筋前部線維	肋骨挙筋 上後鋸筋 胸鎖乳突筋 斜角筋 大・小胸筋 僧帽筋 肩甲挙筋 脊柱起立筋群	内肋間筋横・後部 腹筋群 腹横筋 胸横筋 肋下筋

肩甲骨を固定するため肩甲挙筋，僧帽筋および菱形筋が収縮し，それによって小胸筋の肋骨を引き上げる作用が加わる．また，強制呼気では下位 2 本の肋骨を固定するため腰方形筋が収縮し，それ以外の肋骨は内肋間筋と下後鋸筋により引き下げられる．そして，横隔膜を押し上げるため腹部の筋が収縮する．

3. 障 害

代表的な障害と検査法

■胸郭の変形

漏斗胸: 胸骨が陥凹し，その両側が肋軟骨が対称性あるいは非対称性に膨隆している先天性の前胸壁の変形をいう．身体的影響は少ない．

鳩胸: 胸骨およびそれに接する肋骨部が胸骨とともに前方に突出したもの．

〈黒澤和生〉

第3章　運動学応用

1. 姿　勢

A 重　心

　地球上の物体には質量があり，地球の中心に向かう万有引力（重力 gravity）が作用している．重力は力の方向が平行であるため，その作用点は1点に合成できる．この点を物体の重心（質量中心 center of gravity）という．重心から地球の中心に向かう仮想の直線を重心線という．人体の重心は頭部，体幹，四肢の各部分の質量中心を求め，合一して得たものであり，3つの要素で規定されている．

　① 身体があらゆる方向に自由に回転しうる点．
　② 身体各部の重量が相互に平衡である点．
　③ 基本矢状面，基本前額面，基本水平面の3面が交差する点．

　人体の重心は，立位姿勢において骨盤内で第2仙骨のやや前方にあり，足底から計測すると成人男性で身長の約56%，女性では約55%の位置にある．重心の位置はプロポーションによって個人差があり，年齢によっても変化する．小児では相対的に高位にあるため立位姿勢保持が不安定となる．また，同一人においても体の一部の位置を変えることで，重心の位置は変化する．

B 姿勢の安定性

1．姿勢の安定性と力学的要因

　平衡状態からの変異に対する物体の抵抗を安定性 stability といい，平衡状態を崩すのに必要な力が大きいほど安定性がよいという．安定性に影響する要因を以下にあげる．

　　① 支持基底面の広さ：支持基底面とは，2足で起立したときに，両足足底面とその間の部分を合計した面積をいう．支持基底面は広いほど安定性はよい（図3-1）．
　　② 重心の高さ：重心の位置が低いほど安定性はよい．
　　③ 重心線の支持基底面に対する位置：重心線の位置が支持基底面内の中心

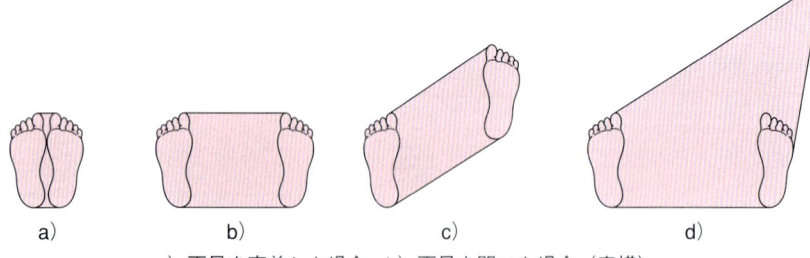

a) 両足を密着した場合　b) 両足を開いた場合（真横）
c) 両足を開いた場合（斜め前）　d) 1本杖を用いた場合

図3-1　支持基底面

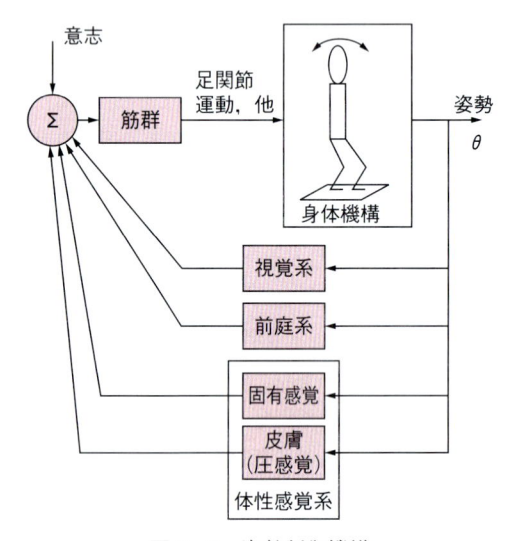

図3-2　姿勢制御機構
（Magnusson, et al. 1988）

に近いほど安定性はよく，辺縁に接近するほど安定性は悪くなる．
④ 質量：質量が大きいものほど安定性はよい．
⑤ 摩擦：接触面の摩擦抵抗が大きいほど安定性はよい．
⑥ その他：心理的要因や筋力などの生理学的要因などが影響する．

2．姿勢制御機構

ある姿勢をとり，それを持続する機能を姿勢制御 postural control という（図3-2）．

a）感覚・運動パターンの結合セット

　姿勢を保持する場合，視覚系，前庭系，体性感覚系からの入力により，身体各部位に加わる重力方向，皮膚への圧力，頭部の空間における定位からの情報を受け，身体動揺を最小限にして重心線が支持基底面内にとどまるように，体幹・四肢の共同筋の調整を行い運動出力している．この感覚入力と運動出力のセットを結合セットとよぶ．

b）姿勢戦略

　複数の感覚系のうち，どの感覚系が姿勢制御の主役になるかは中枢神経の成熟度と経験によって決まる．複数の感覚入力の間に矛盾がある場合には，前庭系からの情報が優位となる．ある制御様式から他の様式に円滑に移行する能力を姿勢戦略という．

C 姿勢の特徴

1．立位姿勢

a）重心線

　立位姿勢のバランスは，頭部・体幹・四肢の位置を，仮想される重心線に対する身体各部の配列 alignment を基準として調べる．仮想される重心線は，後方および側方から観察し，解剖学的指標が一直線に整列している（図3-3）．

b）生理的弯曲

　成人では，側面からみると脊柱がS字状のカーブを描いている．胎児や新生児では脊柱は屈曲している．腹臥位から首を伸展させるようになり頚椎の前弯が出現する．坐位や立位をとることにより腰椎の前弯が出現する．抗重力位でのストレスと負荷により成長とともに生理的弯曲が出現する．

c）立位姿勢と筋活動（抗重力筋）

　重力に抗して立位姿勢を保持する機構を抗重力機構 antigravity mechanism といい，そのために働く筋を抗重力筋 antigravity muscle（図3-4）という．基本的立位姿勢では，抗重力筋のすべてが活動するわけではなく，どの筋が活動するかは重心線と各関節との位置関係によって異なり，筋収縮はわずかである．

d）重心動揺

　立位姿勢のバランスの安定性は頭部，体幹，下肢からなる体節間の連続する微少な運動によって保たれている．この運動は重心線の支持基底内の位置移動となるが，直接測定することは不可能であるため，両足圧中心 center of feet pressure を利用して，身体動揺 body sway を計測する．両足圧中心移動距離では，開眼と閉眼の

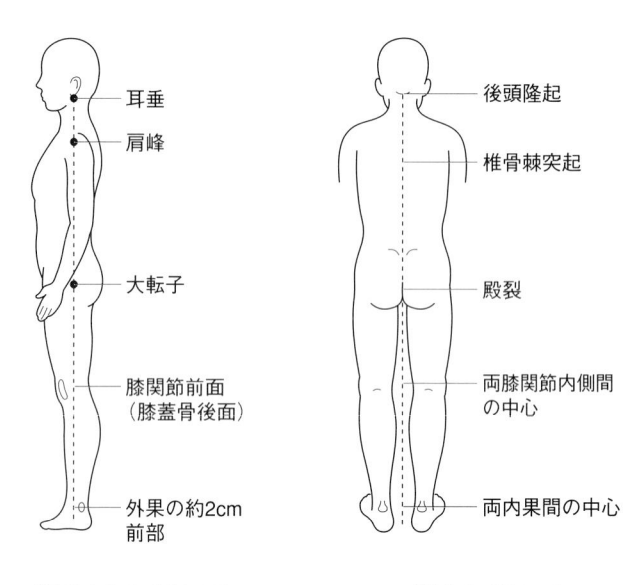

図3-3　立位姿勢における重心線と身体各部位の配列

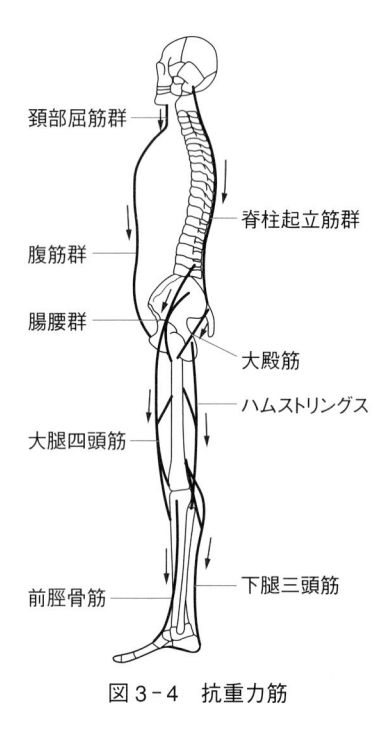

〈前後方向のバランス〉
- 耳垂
- 肩峰
- 大転子
- 膝関節前面（膝蓋骨後面）
- 外果の約2cm前部

〈側方のバランス〉
- 後頭隆起
- 椎骨棘突起
- 殿裂
- 両膝関節内側間の中心
- 両内果間の中心

図3-4　抗重力筋

- 頚部屈筋群
- 腹筋群
- 腸腰群
- 大腿四頭筋
- 前脛骨筋
- 脊柱起立筋群
- 大殿筋
- ハムストリングス
- 下腿三頭筋

結果の比率（ロンベルグ指数）を求めることにより，視覚の姿勢制御への関与が分析できる．

2．坐位姿勢

立位姿勢に比べ，坐位姿勢では脊柱を支える筋活動は減少し，脊柱への負荷が増加する．また，坐位では重心線が腰椎の前方に位置するため，腰椎を運動軸として体幹前屈に作用する重力トルクは大きくなる．これは，脊柱起立筋と腰椎への負荷を増加させる．背もたれの角度や腰部の支えの有無によっても腰椎に対する負荷は変わる．

D 姿　勢

1．体位と構え

姿勢とは体位と構えの両者を含んだものである．
体位 position：身体軸と重力の関係（例：立位，背臥位，坐位など）
構え attitude：身体各部位の相対的位置関係（例：頭部前屈位，肩関節 90°屈曲位など）

2．姿勢の分類

姿勢は無限であり，体型，美的姿勢など多くの分類がある．体位に着目した姿勢の一部を図3-5に示す．

3．よい姿勢と悪い姿勢

a）よい姿勢 good posture

よい姿勢は基準によって異なる．基準の例を以下にあげる．
  ① 力学的に安定であること．
  ② 生理学的に疲労しにくいこと．
  ③ 医学的に健康であること．
  ④ 心理学的に心地よいこと．
  ⑤ 美的に美しいこと．
  ⑥ 作業能率がよいこと．

b）悪い姿勢 bad posture あるいは不良姿勢 poor posture

習慣，心理的ストレス，疲労，作業環境などによるもの，疾病による病的姿勢あるいは異常姿勢 pathological posture がある．不良姿勢は非合目的，非効率的，

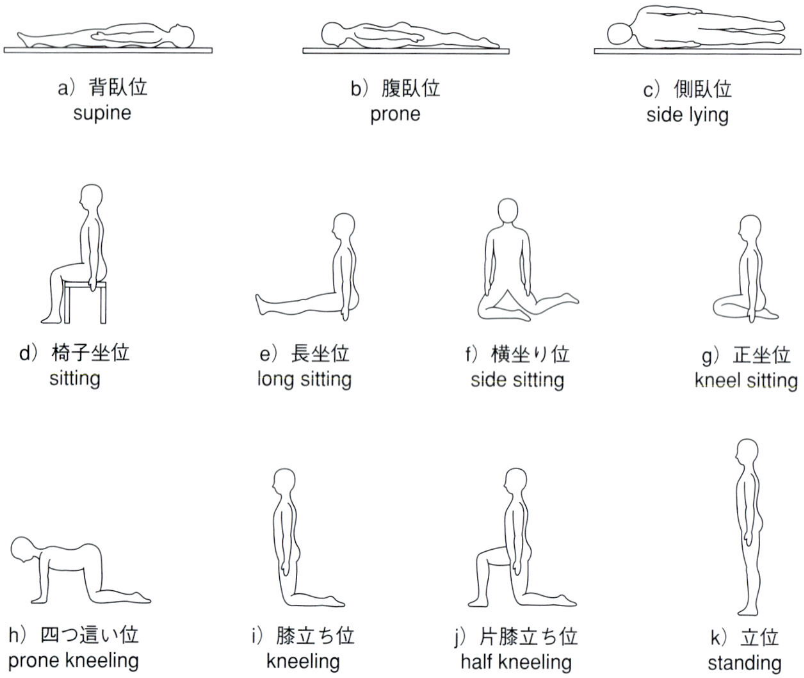

a) 背臥位 supine
b) 腹臥位 prone
c) 側臥位 side lying
d) 椅子坐位 sitting
e) 長坐位 long sitting
f) 横坐り位 side sitting
g) 正坐位 kneel sitting
h) 四つ這い位 prone kneeling
i) 膝立ち位 kneeling
j) 片膝立ち位 half kneeling
k) 立位 standing

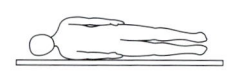

図 3-5　姿勢の種類

表 3-1　作業姿勢に伴う疼痛発生部位

姿　勢	痛みなどの自覚症状発生部位
立位	足, 腰部
坐位（腰部支持なし）	腰部
坐位（背部支持なし）	脊柱起立筋
坐位（高さ調節可能, 足おきなし）	膝, 脚, 腰部
坐位（肘かけあり, 作業面が高すぎる）	僧帽筋, 菱形筋, 肩甲挙筋
上腕が浮く	肩, 上腕
上腕挙上	肩, 上腕
頭部後屈	頚部
前屈・しゃがみ	腰部, 脊柱起立筋
前屈での重量物の持ち上げ	腰部, 脊柱起立筋
中腰での重量物の持ち上げ	大腿部, 足部, 腰部
動きを制限された姿勢	関連する筋群
極端に関節を伸ばしたり, または縮めた姿勢	関連する筋群

（土方　1986, 一部改変）

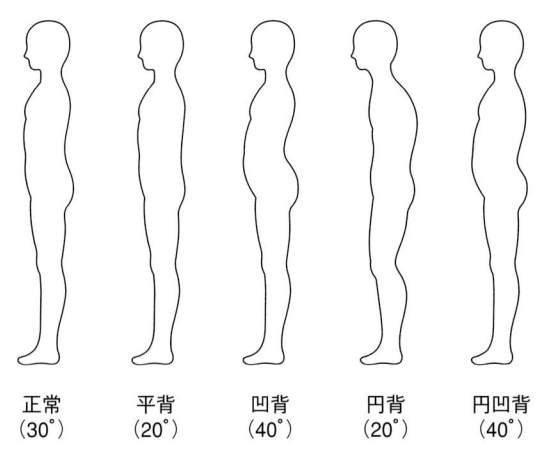

正常　　　平背　　　凹背　　　円背　　　円凹背
(30°)　　(20°)　　(40°)　　(20°)　　(40°)

図3-6　脊柱の前弯・後弯姿勢と骨盤傾斜角度

不必要な筋活動によるエネルギー消費量の増加をもたらす.

1）姿勢と筋疲労

　同一姿勢を長時間保持すると疲労が出現する．これは，血液循環が停滞し，局所の筋への酸素供給量が減少し，筋疲労がおこるためである．種々の作業姿勢とそれに伴う疼痛発生部位を表3-1に示す．疲労の軽減には姿勢を変化させることが有効である．これは筋緊張が変化し，局所の血液循環が促進されるためである．

　快適で長続きする自然な姿勢の保持には，安全性の法則，非対称性の法則，交代制の法則が関係する．直立不動の立位姿勢よりも，片足を斜め前あるいは横に出した休めの立位姿勢の方が，支持基底は拡大して力学的にも安定し，楽な姿勢となる．体重支持脚を随時交代させることも疲労の軽減によい．適切な作業密度と休憩時間の配分が，単に筋疲労の軽減だけではなく，精神衛生面でも重要であり，作業能率の向上に結びつく．

2）骨関節疾患の姿勢

　骨関節疾患の一部には特異的な異常姿勢が観察される．ここでは，脊柱の前弯と後弯の姿勢を示す（図3-6）．

3）中枢神経疾患・神経筋疾患の起立姿勢

　中枢神経疾患や神経筋疾患の一部には特異的な異常姿勢が観察される（図3-7）．

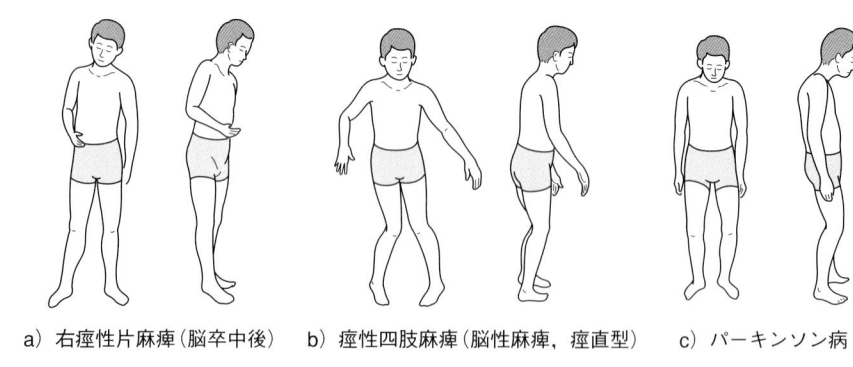

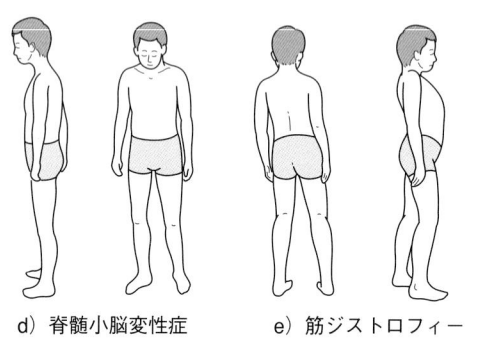

a）右痙性片麻痺（脳卒中後）　b）痙性四肢麻痺（脳性麻痺, 痙直型）　c）パーキンソン病

d）脊髄小脳変性症　　e）筋ジストロフィー

図3-7　代表的な中枢神経疾患, 神経筋疾患に観察される異常姿勢

〈参考文献〉
1) 中村隆一, 斎藤 宏. 基礎運動学. 6版. 医歯薬出版.
2) 中村隆一, 斎藤 宏. 臨床運動学. 3版. 医歯薬出版.
3) 明石 謙, 土肥信之, 訳. 体のアライメントと機能－その運動療法. 医歯薬出版.

〈西條富美代〉

2. 歩 行

A 歩行の定義

　歩行は移動手段の1つである．移動 locomotion はある位置から他の位置へ動くことをいうが，ambulation は2足と介助用具など用いて歩く場合をいう．歩容 gait は歩行 walk，走行 running を含むものである．

1. 時間的な定義

　歩行周期 walking cycle は踵の接地から，同側の踵の接地までの時間をいう．この1歩行周期の中を，立脚相 stance phase と遊脚相 swing phase に分ける（図3-8）．立脚相は足が地面に接地している時期をいう．これには踵接地 heel contact から足底接地 foot flat，立脚中期 mid stance，踵離地 heel off，足指離地 toe off までをいう．遊脚相は足が地面より離れている時期をいう．これは加速期，遊脚中期，減速期の3期に分けられる．立脚相と遊脚相は左右の足にそれぞれあり，両足とも地面に接地している時期を両脚支持期，または同時定着時期 double stance phase

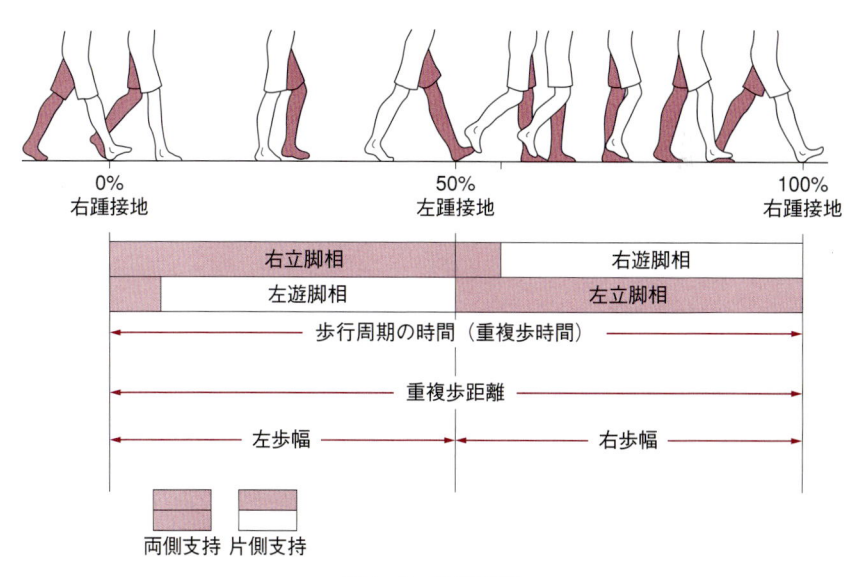

図3-8 歩行周期

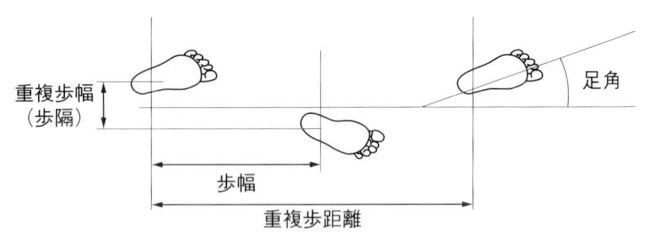

図 3-9　歩幅と重複歩

という．両脚支持期は 1 周期の間に 2 回ある．右下肢が踵接地時では，左下肢は踵離地から足指離地の時期であり両側の下肢が接地している．

通常の歩行速度では 1 歩行周期中の割合は，立脚相が 60％，遊脚相が 40％，両脚支持期 20％（1 回が 10％）である．歩行速度が速くなるにつれて，両脚支持期および立脚相の比率は減少し，遊脚相の比率は増加する．

単位時間内の歩数を歩行率 walking rate，またはケーデンス cadence といい，steps/min，または steps/sec の単位で用いられる．通常歩行時の歩行率は，男性が 110 歩/分，女性が 116 歩/分である．歩行速度が速くなるにつれて，歩行率も増加する．

2．空間的な定義

1 歩行周期で進む距離，すなわち踵接地から同側の踵接地までの距離を重複歩距離（ストライド長 stride length）という．また，踵接地から他側の踵接地までの動作を 1 歩（step）といい，この間の距離を歩幅 step length という．歩隔 stride width は両足の横幅をいう（図 3-9）．

通常歩行時の歩幅は男性が平均 74cm，女性が平均 64cm である．歩行速度が速くなると歩幅の増大，歩行率の上昇がみられる．また，歩幅は身長の影響があり，身長が高いほど歩幅が大きい．重複歩距離（ストライド長）は身長の 90％ であり，歩幅は身長の 45％ である．

3．時間と空間の組み合わせ

歩行速度（m/min）は歩行率（steps/min）と歩幅（m）を掛けあわせて求めることができる．

　　歩行速度(m/分) = 歩幅(m)×歩行率(歩/分)
　　　　　　　　　= 重複歩距離(m)×歩行率(歩/分)/2

歩行速度は，歩幅と歩行率の組み合わせで決定する．実際，自然歩行にて歩行速

図3-10　歩行速度と歩行率

図3-11　歩行速度と歩幅

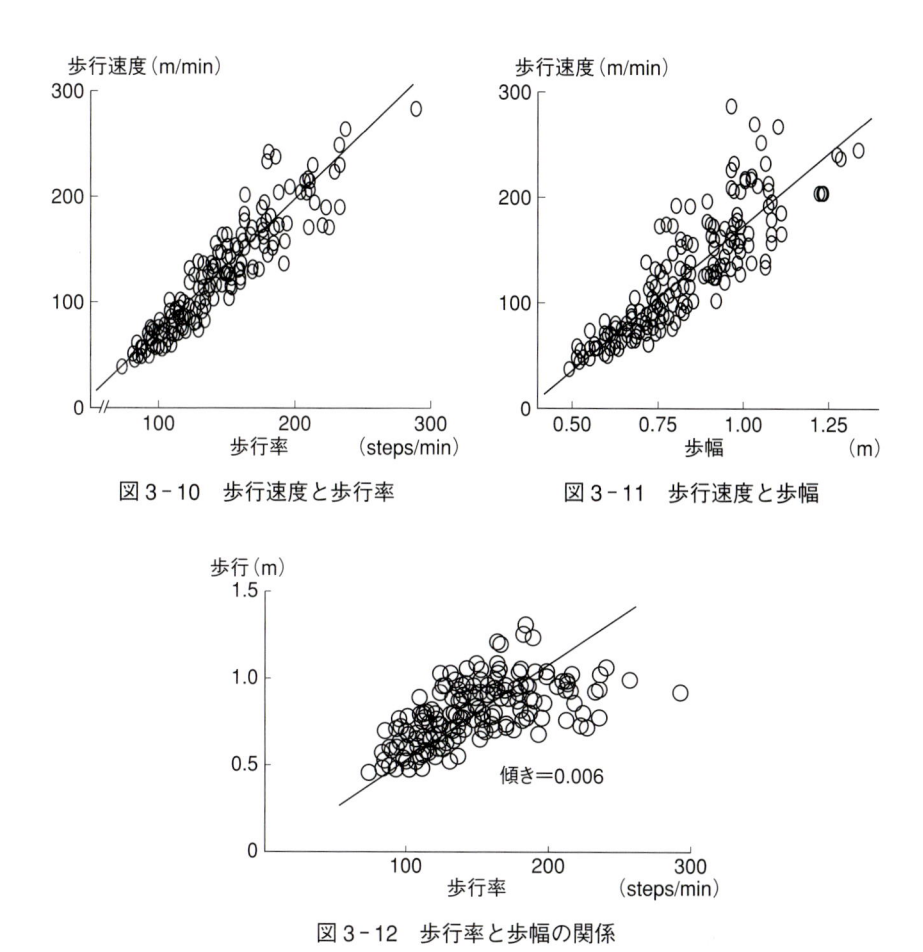

傾き＝0.006

図3-12　歩行率と歩幅の関係

度を速くする場合は，歩幅，歩行率の両方とも一定の割合で増加する．歩行速度と歩行率の関係（図3-10），歩行速度と歩幅の関係（図3-11）は直線的な関係がみられる．また，歩幅と歩行率の関係も直線関係がみられ（図3-12），その傾き〔歩幅(m)/歩行率(歩/分)〕は，成人では0.006となり，歩行比不変則が成り立つ．高齢者または小児では，この比率が減少する．

B 歩行分析

歩行分析は目的により異なるが，位置変化，床反力，筋活動，エネルギー代謝などを測定して行う．

位置計測としては写真撮影法，ビデオ，映画撮影法，ストロボスコープ，電気角

度計，特殊カメラなどがある．現在ではビデオによる分析，特殊カメラによる計測が多く行われている．数台のカメラで，3次元に位置変化が計測できる．

床反力は大きいフォースプレートであっても，数歩の変化しか計測することができない．しかし，位置計測と同期させて計測することにより，関節モーメントが測定でき，各部位の負担度などが求められる．

筋活動，エネルギー代謝測定の場合は，無線を用いた筋電図，ポータブルのエネルギー代謝測定装置を用いることが必要である．

C 正常歩行

1．時間的変化

自然歩行時では速度は一般的に 4～5 km/h 前後である．外国では身長が高いため，重複歩距離が長い．重複歩距離は身長に依存することから，身長に対する重複歩距離で正規化すれば，他との比較が可能となる．自由な歩行時の身長あたりの重複歩距離は 0.89/status，速い歩行では 1.06/status である．歩行速度は成人が 0.67～1.09 status/s（自由歩行では 0.83 status/s），老人が 0.52～0.97 status/s（自由歩行では 0.74）である．

2．重心の移動

a）上下移動

骨盤の移動は重心の移動として同様にとらえることができる．重心は骨盤内で，第2仙骨の前面にある．男性では身長に対して下から約55％，女性は約50％程度の高さにある．歩行時の重心の上下移動は正弦曲線となり，1歩行周期の間に上下移動が2回ある（2サイクル）．立脚中期が最も高く，踵接地期が最低となる．その上下の振幅は約4.5cmである（図3-13）．

b）左右移動

骨盤の左右移動（側方移動）も正弦曲線となるが，1歩行周期の間に左右移動が1回ある．側方への移動の振幅は約3cmである．両脚支持時期では，重心は左右の中間に位置するが，立脚中期では側方への変位が最大である（図3-13）．

3．角度変化

a）骨盤の動き

骨盤の回旋（水平面での垂直軸の運動）は片側で4°，両側で計8°生じる．最大内旋位は踵接地時期（後半），最大外旋位は遊脚相初期に生じる．

図3-13 重心点の移動

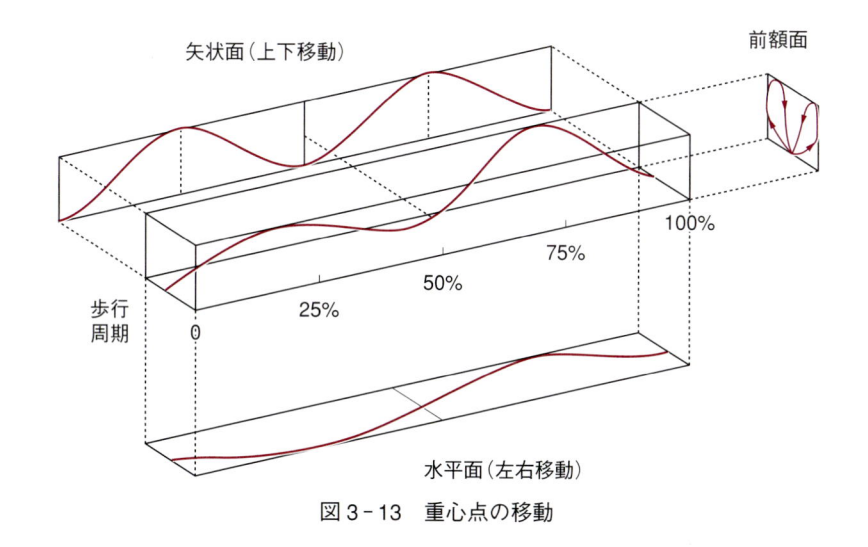

骨盤の傾斜は水平位置から左右それぞれ約5°傾く．両脚支持時期では骨盤はほぼ水平になり，立脚中期で遊脚相の骨盤が最下方に傾斜する．1歩行周期に左右1回ずつ傾く．

b）股関節

歩行時の股関節は遊脚相の中期の最大屈曲約22°，踵離地期の最大伸展約20°の計約42°の範囲で生じる．その動きは正弦曲線となる．内外転運動は最大外転が約6°，最大内転が約4°の計約10°の範囲で生じる．内外旋運動は外旋が4°，内旋が4°の計8°の範囲で生じる．

c）膝関節

歩行時の膝関節は遊脚中期の最大屈曲65°，踵接地期の最大伸展0°の計65°の範囲で生じる．その動きはわずかな屈伸と大きな屈伸の2回（二重膝作用）みられる．立脚相の初期（踵接地）と後期（踵離地）ではほぼ膝は伸展しているが，立脚相の中期には約15°の屈曲がみられる．

膝の回旋は踵離地期の最大外旋が4°，遊脚中期の最大内旋が12°の計16°の範囲で生じる．踵接地（内旋2°）から足底接地（内旋6°）までは内旋し，その後は踵離地（外旋4°）まで外旋する．踵離地から遊脚相中期まで内旋し，その後外旋する．

d）足関節

歩行時の足関節の底背屈運動は最大背屈15°（踵離地），最大底屈20°（足指離地）の計35°の範囲で生じる．1歩行周期に2回底背屈がみられ，特に立脚相の後期では底屈位から急激に背屈になる．

足関節の回旋運動では約10°（外旋8°，内旋2°），内外反運動は15°（外反3°，内反12°）の範囲で生じる．

e）上肢

歩行時の肩関節の運動は自然歩行時では踵接地時に最大伸展21.1°，踵離地時に最大屈曲17.4°の計約40°の屈伸運動が生じる．肘関節では約40°の屈伸運動が生じる．

4．歩行の決定要因

① 骨盤回旋: 重心点の上下移動の減少に役立つ．両脚支持期に骨盤の回旋により，重心点の下降する範囲を減少させる．
② 骨盤傾斜: 重心点の上下移動の減少に役立つ．立脚中期に骨盤傾斜により，重心点の上昇する範囲を減少させる．
③ 立脚相での膝屈曲: 二重膝作用 double knee action を示し，重心点の上昇移動の減少と接地時の衝撃防止に役立つ．
④ 足関節と膝関節機構: 重心点の上下移動の減少に役立つ．
⑤ 骨盤の側方移動: 左右移動の減少に役立つ．

以上の各関節，体節の動きは重心の上下，左右移動を最小にするため（効率のよい）の連動した運動である．

5．床反力

床反力とは足が床に接触しているときの床からの反力（作用反作用の法則に従う）をいう．実際の反力は各部に生じるが，これを1つのベクトルとして合成し，3方向（前後方向，左右方向，上下方向）に分解して考える（図3-14）．

各分力は歩行の進行方向に対して，前後方向をX軸，左右方向をY軸，上下方向をZ軸にとることが一般的である．前後方向についてみると，踵接地時には衝撃的な踵の接地により後方，蹴り出し時は前方への分力がみられる．左右方向の分力は主に内方向の分力である．

6．筋活動

歩行時の筋作用は，減速に働く遠心性収縮，加速に働く求心性収縮，安定保持に働く等尺性収縮などがみられる．下腿三頭筋は蹴り出し時に求心性収縮，前脛骨筋は踵接地前後に遠心性収縮，ハムストリングスは遊脚後期に遠心性収縮，大腿四頭筋は立脚相初期に遠心性収縮と立脚相後期に求心性収縮を示す（図3-15）．

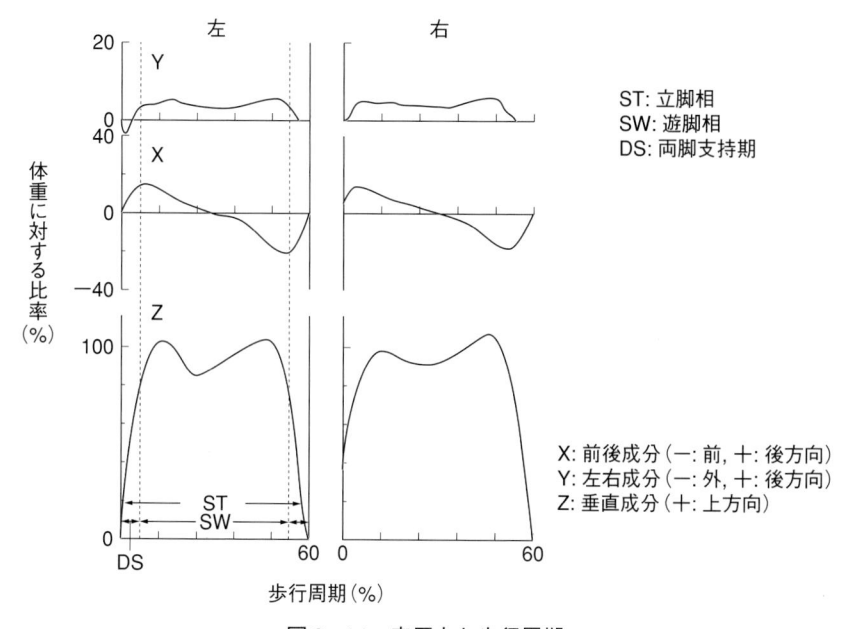

図 3-14 床反力と歩行周期

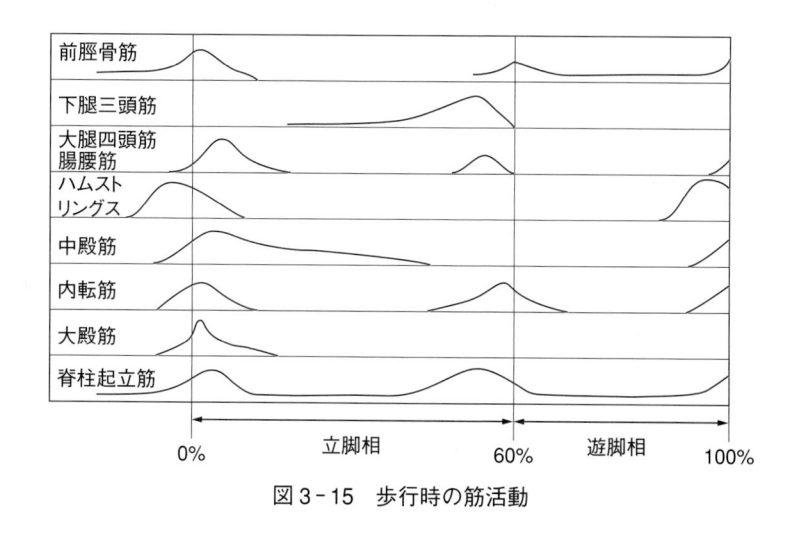

図 3-15 歩行時の筋活動

2. 歩 行

7．エネルギー代謝と効率

　歩行時のエネルギー消費量は，歩行速度，歩行率，歩幅などにより影響される．歩行時のエネルギー消費量（酸素摂取量）は歩行速度が3〜6km/hの範囲内ではほぼ直線的な変化を示し，次式で求めることができる（1lO$_2$ = 5kcal）．

　　　VO$_2$(ml/min/kg) = speed (m/min) × 0.1 + 3.5　　　METs = VO$_2$/3.5

歩行時のエネルギー消費量と速度の関係を図3-16に示す．

　エネルギーの効率は仕事/エネルギー消費量で求めることができる．仕事は推進力，重心移動および身体各部の位置エネルギーから求める．歩行時の体重と推進力を考慮した場合では効率は23%，脚の運動および重心の垂直移動より求めると33.7%，牽引力より求めると33.5%である．

　歩行能率は必要なエネルギー/移動距離・体重として定義される．これは単位距

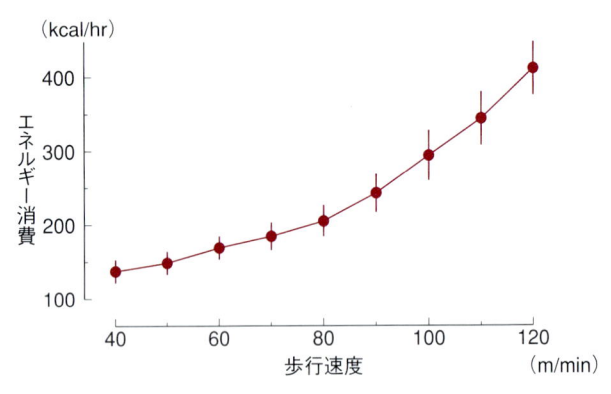

図3-16　歩行速度とエネルギー消費量の関係

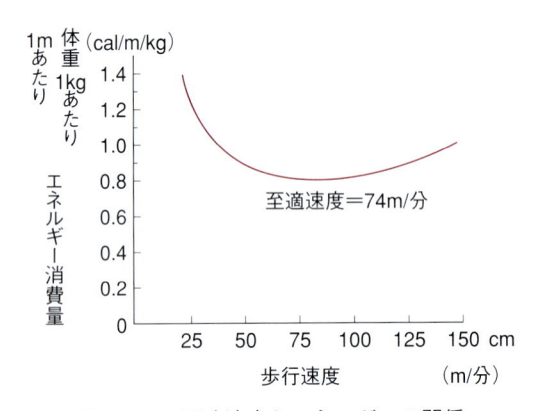

図3-17　至適速度とエネルギーの関係

離あたり移動するのに必要なエネルギー消費量である〔ml/(min・kg・m)〕．自由歩行時または至適歩行時のエネルギー消費量が最小で一般的には 60 〜 80m/min である．この速度以上，または以下では単位距離あたりのエネルギー消費量は上昇する（図 3-17）．歩行速度が 45 〜 60m/min，歩行率が 75 〜 80 steps/min 時のエネルギー消費量が最小となり，90m/min では 100 steps/min が最小となる．

D 特殊な歩行

1．小　児

　小児の歩行は 12 月で歩行が可能となり，18 月では速く歩くことができる．2 歳では走行が可能，3 歳では片足立ちが可能，6 歳で成人型歩行になる．

　歩行開始後の歩行（一人歩きが可能となる時期は 1 歳から 1 歳 6 月頃）の特徴は足底全体接地，幅広い歩隔，上肢は挙上位そして交互運動の欠如である．2 歳児では踵接地，歩隔の減少，膝関節の屈曲の出現（立脚中期と足指接地），踏み出し動作の出現などがみられる．3 歳児では上肢の振り，各関節の動きなど成人に近いパターンになる．

　歩行開始時では下肢筋群の筋電図は同時放電（特に立脚相）を示すが，習熟により，各筋の放電パターンは成人型（7 歳）となる．

2．高齢者

　高齢者の歩容は上半身の前後動揺，前傾度が大きく，各関節の運動範囲が狭いことが特徴である．上肢の振りの減少（肩関節屈曲角の減少，肘関節の伸展角度の減少），股関節の屈伸の減少，足関節の底屈の減少がみられる．自由歩行の速度の低下，歩幅の低下，歩行率の低下である．

　筋電図の分析で高齢者の歩行時の特徴は活動量が多いこと，持続時間が長いこと，多くの筋活動の参与があることである．

E 異常歩行

1．歩容による分類

① 分回し歩行：片麻痺，膝伸展拘縮などにより，下肢全体を振り回して歩く．
② 外転歩行：股関節外転位で歩く．
③ 内転歩行：股関節内転位で歩く．
④ はさみ足歩行：脳性麻痺などにみられ，両股関節が内転，内旋位で歩く．

⑤ 尖足歩行: 足関節が底屈位で拘縮, つま先接地で歩く.
⑥ 鶏歩行: 遊脚相に足関節が底屈位（前脛骨筋麻痺）で歩く（股屈曲が過度）.
⑦ あひる歩行: 1歩前に出すのに体を前に出し, 体をゆすって歩く.
⑧ 酩酊歩行（千鳥足歩行）: 飲酒後のようなフラフラして歩く.
⑨ 墜落性跛行: トレンデレンブルグ症候を繰り返す歩行, 先天性股関節脱臼, 片側下肢の短縮などにより生じる.

2. 疾患, 症状などによる分類

① 筋麻痺性歩行: 筋の麻痺により生じる歩行で, 大殿筋歩行, 中殿筋歩行, 三頭筋歩行.
② 失調性歩行: 運動失調により生じ, 足を高く上げ, 床にたたきつけるような, 歩隔が大きく, 体幹の動揺が大きい歩行である.
③ 疼痛性歩行: 疼痛を避けるような歩行（逃避性歩行）である. 股関節, 膝関節, 腰背部の疼痛の他に, 間欠性歩行障害（下肢の循環障害）によっても生じる.
④ 痙性歩行: 脳性麻痺, 片麻痺などによる痙性麻痺により生じる歩行である.
⑤ パーキンソン病歩行: 小刻み歩行, 加速歩行, パラドキシカル歩行などを示す.
⑥ 疼痛による異常歩行（逃避性歩行）: 腰痛, 股・膝・足関節痛.
⑦ 拘縮および短縮による異常歩行.

参考文献
1) 丸山仁司, 編. ザ・歩行. アイペック; 2003.
2) 丸山仁司, 編. 臨床運動学. 4版. アイペック; 2002.

〈丸山仁司〉

3. スポーツにおける動作

　スポーツを行う際に，自らの体性感覚などに働きかけ上達する経過は成長感という貴重な贈り物をもたらしてくれる．さらにわれわれコメディカルスタッフはスポーツ動作を運動学的に分析することによって，みる，する楽しみとしてのスポーツとは別の視点でスポーツをとらえることができる．動きの中に内在する運動器の作用を理解し，力学的視点を身につけることによって治療技術への応用についても理解することが可能になるのではないだろうか．本章では，今までに学んできた運動学的視点をもとに，さらに複雑な運動であるスポーツを動作からとらえてみる．

A コメディカルからみたスポーツ動作

　スポーツ動作は様々に分類可能である．たとえば投動作を分類すると，①陸上競技における投げ，②球技における投げ，③格闘技における投げ，④武術・戦闘における投げ，⑤遊戯における投げ[1]，などに分類できる．スポーツとコメディカルとの接点は，障害を中心とした運動の遂行性にある．したがって，理想的運動の定義が可能であればその違いを評価すべきと考えられるが，現状では非常に困難であるといわざるを得ない．スポーツ動作ひとつひとつを丁寧にみて運動学的見地から推論を駆使して考えていくことが重要ではないだろうか．その際に，姿勢や動作を形作る基本ともなる立位姿勢や坐位姿勢，坐位や立位からの基本動作を詳細に観察することが大事であることはいうまでもない．スポーツ動作と関節運動学の中間に，われわれが臨床上有益になるような評価をするために必要となる基本的な動きを取り入れることによって，新たな評価や必要となるエクササイズが展開可能になるのではないだろうか．

B 身体重心と足圧中心

　身体重心と足圧中心を動作分析に組み入れることで動作の解釈は広がりをもつ．身体重心をコントロールするのか，あるいは足圧中心をコントロールするかによって分類してみることは有意義である．たとえば，電車で立っている人を考えてみる．走り出しでは慣性力によって進行方向と逆方向に動かされる．このときに，支持基底面内に重心線を投影できれば足を踏み出さないですむが，できないときには1歩足を踏み出すことになる．さらに重心と足圧中心との関連性で考えてみると重心には重力，慣性力が作用すると考えられる．また足裏からは床反力が作用する．進行

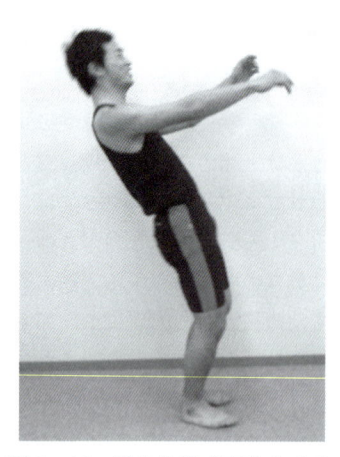

図3-18 重心位置を変化させる
　　　ことによるバランス

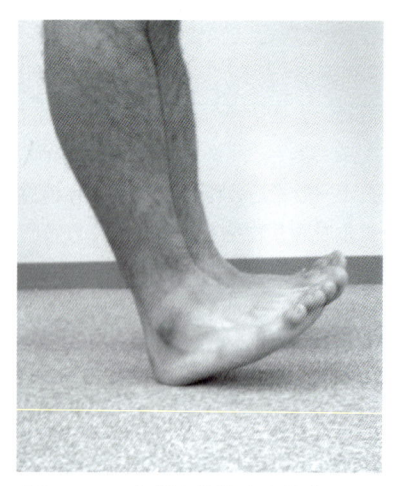

図3-19 作用点位置を変化させる
　　　ことによるバランス

方向と逆方向に作用する慣性力と重力の合成ベクトルが支持基底面内に位置させるように重力位置を変える反応が生ずる．たとえば，上半身を曲げること，上肢でバランスをとるようなことである（図3-18）．これに対して，踏み出さない足でも，床から受ける力の中心を移動させることでバランスを保とうとする．たとえば，後ろに倒れそうになった際，つま先を上げ踵のみで接地して床反力作用点をなるべく後方に移動させるような反応である（図3-19）．両者は姿勢制御の観点から股関節制御，足関節制御[2]とよばれ，それぞれ股関節周辺，足関節周辺を主体としたバランス反応を示す．これらは身体重心，足圧中心のコントロールと本質的に同一であると考えられる．両者のコントロールをそれぞれ重心制御，足圧中心あるいは作用点制御と仮によべば，運動を大きく2分類でき，スポーツ動作では活発に作用していると考えられる．

C 運動の始動と方向転換

　歩行の開始時，たとえば右脚を前方に出す場合，左足後方への足圧中心移動が生ずる（図3-20）．あるいは身体重心と足圧中心が逆方向に動くことで運動が始動されるともいえる．前方への体重移動が円滑に行われるために，身体重心の動きよりも足圧中心の大きな動きによってこれらの運動は生ずると考えてよいであろう[3]．構えている状態から急に動きをおこす場合，この足圧中心の急速移動はどの方向に動く場合でも同様と考えられる．たとえば，立っている状態から急激な右方向への

　　　　　　　a)　　　　　　　　b)

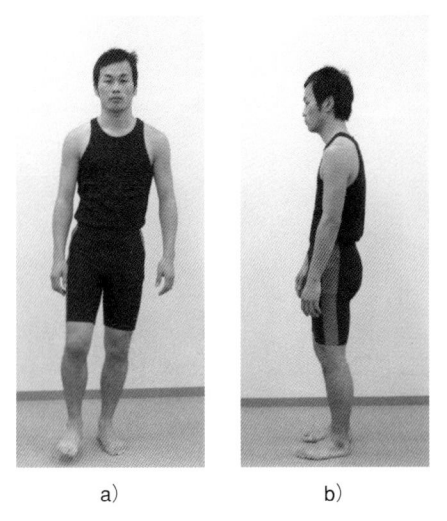

図3-20　右脚踏み出しの場合の足圧中心外側（a），後（b）移動

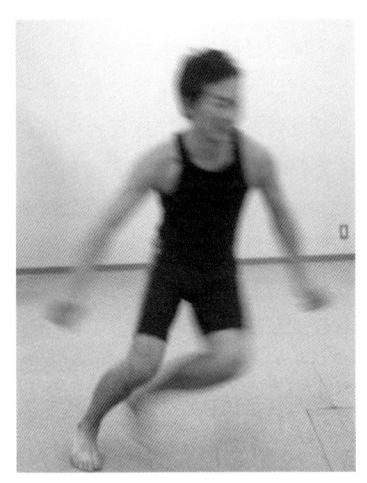

図3-21　ステップ途中での減速　　　図3-22　右足軸での方向転換動作

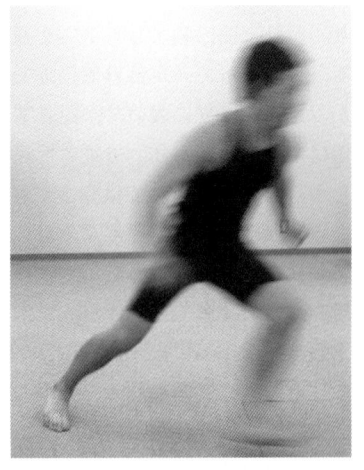

移動を行う場合を考える．右足を上げる前に左足外側への足圧中心移動が円滑におこることで身体は右に移動する．このスピードを高めようとすると，足圧中心は少しでも外側で受けた方が有利となる．

　方向転換の場合，このことは顕著となる．前方に移動している人が右足サイドステップで左に方向転換する場合を考える（図3-21）．このとき，通常は身体速度を一度減速し，さらに方向転換する（図3-22）．したがって，減速時床反力が足

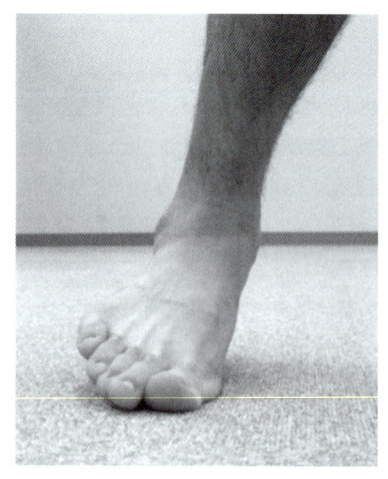

図 3-23 母趾球での体重負荷

圧中心から後方に作用することを利用するのである．床反力作用点が足部後外側にあり，距骨下関節軸よりも下方を通過すると距骨下関節は回外運動をおこすことになる．したがって，足部外側接地でのサイドステップはきわめて危険であることがわかる．ステップにおいて，距骨下関節を回外させないためには，床反力作用点を内側にする必要があり，母趾球近辺で受けるのはそのためである（図 3-23）．

しかしながら，これでは動きが遅すぎるともいわれている[4,5]．接触面は動かないため，速度が非常に遅くなるためである．このときに重心操作を特殊に展開したものが武道における重心制御ではないかと考えられる．方向展開では足圧中心制御を用いるのではなく，身体重心を操作するのである．精錬していく動きの中では身体重心は丹田などに置き換えられ，正中線，軸などの言葉とともに予想できない非常に速い動きに展開される．本人の体性感覚はもとより，精神性が要求され，運動学的に分析することが困難であることも認識しておくべきであろう．

身体の末梢部位を最終効果とするような運動では運動順序が重要である．ジャンプ動作で，体幹がまず伸展し，股関節，膝関節，足関節の順に伸展する．キックや投球動作でもこれらの運動順序は重要である．

D 運動の終了

歩いている人が止まる際には，運動開始とは逆に，足圧中心が先行して身体に反対方向の力を与えることになる．またジャンプの着地などでは，床から大きな上向きの力をうけることになる．手足などの末梢部を速く動かす場合（投球，キックな

ど）においては，身体肢節を部分的に止めることで連続する肢のスピードを上昇させる．最終的にはボールなどの速度に置き換われるようにする．たとえば投球動作では体幹，上腕，前腕，手の順で運動が減速する．またこの際には，筋の遠心性収縮が行われている．筋が十分に機能しないと，関節包，靱帯などの非収縮軟部組織にストレスが加わる．四肢の動きであっても体幹部の可動性，安定性が高く要求されることが多く，その連結部となる肩甲帯，骨盤帯の動きは非常に重要となる．最近ではそのため体幹部の安定性を考慮した運動療法が展開されている．腹横筋収縮が四肢の運動に先行することは，その代表である．

E 運動の反復

繰り返す動作によってストレスが大きくなり，スポーツ障害である「使い過ぎ症候群 overuse syndrome」を呈することがある．野球のピッチャーで生ずる肩関節周囲の障害などがその代表である．反復を受けた際に，障害を生ずる発生要因は，個体の要因，方法の要因，環境の要因に分類されることが多い[6]．治療と密接な関連性をもつため，個別評価に基づき適切な運動を処方することが必要になる．方法要因としてはトレーニングの方法が誤っているため生じるメニューなどが考えられる．トレーニングの量的，質的な妥当性が崩れることで生ずる．環境要因としては床やグラウンドの硬さ，凸凹，傾斜，シューズ，高度などに分けられる．運動学的にはどの要因も重要であるが，障害軽減の延長線上にスポーツパフォーマンス要因の秘訣が隠されていることがあるため，診断，評価や治療などについてはスポーツ現場から指摘されて判明することも多い．

痛みを伴う場合，筋，腱，関節包，靱帯，骨膜などに炎症が生じているわけで，これを運動学的に分析可能であれば，繰り返しの疼痛の原因を追究することができる．関節運動で重要なパラメータである関節モーメントは，筋で発揮すると考えてもよいわけだが，その筋自体が何らかの原因で任務遂行ができない場合，非収縮要素に負担がかかることはよく知られている．足関節では内がえしの繰り返しによって，前距腓靱帯あるいは関節包外側部が炎症を生じるが，このような場合腓骨筋筋力低下があるといった例である．膝前十字靱帯とハムストリングス，後十字靱帯と大腿四頭筋，内側側副靱帯と鵞足筋群なども同様の関係と考えられる．

F 身体正中化

あらゆるスポーツに関係する姿勢や動作を一般化することは不可能である．末梢高速化を図る場合や，正確性，持久性を要求されることなど，運動の種類はスポーツ動作の数だけあるといえる．しかしどのスポーツにおいても比較的重要となって

いることが身体バランスではないだろうか．バレエ，フィギュアスケートなどでは身体バランスが重要であることはいうまでもないが，障害発生との関連から考えると，局所のストレスを増大させないためには，身体の正中化は大きなテーマとなる．その中でも特に重要な水平面での正中化について少し言及する．

身体の水平面上の運動は回旋と定義されている．したがって，回旋の左右差を評

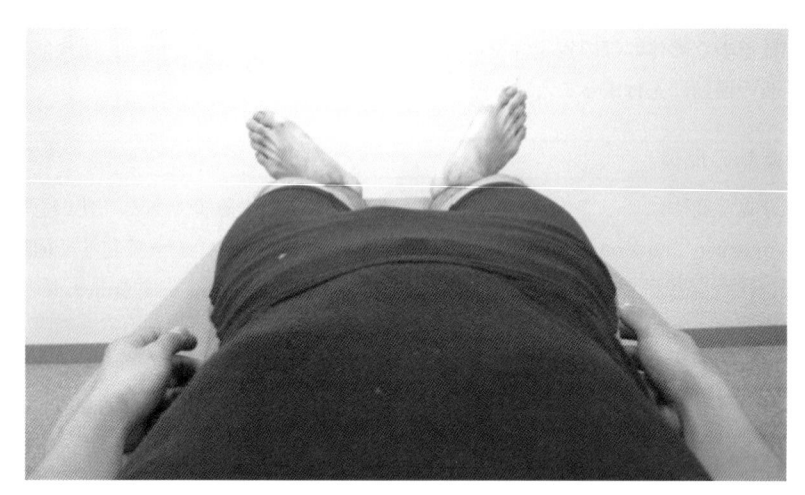

図3-24 仰臥位による下肢回旋評価
下腿，膝関節，大腿，股関節のどこで回旋が生じているかを評価する．

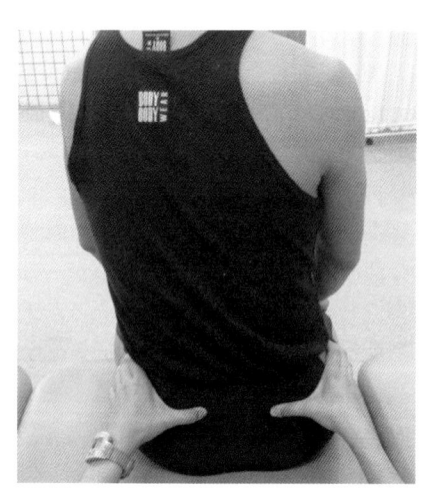

図3-25 坐位における体幹部回旋の評価
骨盤を固定して行い，肩甲帯までの回旋角度を検査する．

価できることは身体バランスと関係が深い．仰臥位でいる人を観察してみよう（図3-24）．左右どちらのつま先が外側あるいは内側に向いているであろうか．またこの観察を膝蓋骨，腸骨稜で行うことによって，下肢の回旋アライメントを把握することが可能になる．同様に坐位にて左右に身体を回旋することで体幹回旋の評価が行える．この際には左右腸骨稜および肩甲帯の水平面上位置関係などを評価する（図3-25）．回旋方向が逆になるターニングポイントをみつけることができれば，回旋ストレス軽減の大きな評価となる．たとえばテニスのストロークやゴルフスイングと関連させて考えると，テニス肘の原因が体幹にあると考えられることも意外と多いのである．

　日常，人が行っている姿勢や動作によっても身体が変化していくため，スポーツ動作のみではなく，コメディカルとして無理な姿勢や動作にも注意を払うべきであろう．

文献
1) 桜井伸二．投げる科学．大修館; 1992. p. 2-9.
2) Shumway-Cook A, Woollacott M. Motor control. 田中 繁, 高橋 明, 訳. モーターコントロール. 医歯薬出版; 1999. p. 117-41.
3) 江原義弘, 山本澄子．歩き始めと歩行の分析．医歯薬出版; 2002. p. 9-16.
4) 黒田鉄山．気剣体一致の「改」．BABジャパン; 2000. p. 29-48.
5) 甲野善紀．古の武術に学ぶ．NHK人間講座．2003. p. 19-46.
6) 武藤芳照, 他編．スポーツと疲労骨折．南江堂; 1990. p. 9-14.

〈福井　勉〉

■索　引

あ

アイソリティック収縮	31
アクチン	22
アクチンフィラメント	20
アクトミオシン	25
アセチルコリン	23
アセチルコリンエステラーゼ	25
アデノシン三リン酸	23,47
アデノシン二リン酸	25,47
あひる歩行	172
足のアーチ	136
安息呼吸	152
安全性の法則	161
安定筋	33
安定性	155
暗帯	20
鞍関節	3,11

い

1軸性関節	2
1回換気量	42
1回呼吸量	42
1歩	164
一方向伝達	34
Ia群線維	38
Ia抑制	39
Ib群線維	39
Ib抑制	39
インパルス	34
移動	163

う

烏口肩峰靱帯	84
烏口上腕靱帯	84
運動	1
運動学	1
運動効率	54
運動時間	60
運動終板	23
運動神経細胞	23
運動線維	26
運動単位	26
運動点	26
運動ニューロン	23

え

エネルギー	75,76
エネルギー代謝	47
エネルギー代謝率	52
エラスチン	17
栄養動脈	5
円板	10
遠心性運動	55
遠心性収縮	31
猿手	111

お

オールアウト	66
凹の法則	15
凹凸の法則	15
黄色靱帯	141
横隔膜	42
横行小管	19,25
横足根関節	130
横紋筋	17

か

ガンマ環	40
ガンマ調節	40
かぎさげ	109
下気道	41
下肢帯	112
下垂手	111
下双子筋	122
下橈尺関節	98
加速期	163
可動結合	9
架橋	25
過外転症候群	145

顆状関節	3,11
海綿質	5
開放式測定法	51
解糖	48
解剖学的立位肢位	1
外筋周膜	19
外呼吸	41
外骨膜	5
外旋	2
外側広筋	127
外側縦アーチ	136
外側側副靱帯	98
外転	2
外転歩行	171
外閉鎖筋	122
外来性感覚	36
核鎖線維	38
核袋線維	38
肩関節	81,84,89
肩関節脱臼	95
肩関節の筋	88
活動時心拍指数	54
滑液	10
滑液包	10
滑膜	10
滑膜関節	8
構え	1,159
換気	42
換気性閾値	54
間欠性歩行	172
間接的熱量測定法	51
寛骨	112
関節運動学	15
関節円板	10
関節窩	10
関節可動域	59
関節腔	10
関節唇	10
関節上腕靱帯	84
関節体	9
関節頭	10
関節の遊び	15
関節半月	10
関節包	10
関節面	9
環軸関節	143
環椎横靱帯	140
環椎後頭関節	139,142

き

キネティックス	1
キネマチックス	1
基節骨	128
基底膜	19,23
基本肢位	1
基本的立位肢位	1
器官系	5
機能的残気量	42
拮抗筋	32
楔状骨	130
逆作用	33
臼蓋被覆率	116
臼状関節	3,13
吸気	42
求心性運動	55
求心性収縮	31
球関節	3,13
距骨	127
距骨下関節	130
距腿関節	130
共同筋	33
協調性	61
協力的連携関節	13
胸郭の筋	151
胸郭の変形	153
胸鎖関節	81,82
胸式呼吸	42
強制呼吸	152
強制的連携関節	13
局所性姿勢反応	38
棘間靱帯	141
棘上靱帯	141
筋外膜	19
筋形質	19
筋腱移行部	23
筋原線維	20
筋細胞	17,19
筋収縮様式	30

索 引　181

筋周膜	19
筋鞘	19
筋小胞体	19,25
筋持久力	57
筋上膜	19
筋節	20
筋線維	17,19
筋線維組成	29
筋線維比率	29
筋束	18
筋内膜	19
筋肉ポンプ	44
筋パワー	58
筋紡錘	28,38
筋膜	16
筋麻痺性歩行	172
筋力	55
緊張性収縮	32

く

クエン酸回路	50
クレアチンリン酸	47
グリア細胞	34
グリコーゲン	48
グリコーゲン分解	48
屈曲	2

け

ケーデンス	164
形質膜	19
脛骨	127
痙性歩行	172
頚体角	114
頚椎間板ヘルニア	144
頚部の筋	143
鶏歩行	172
血管運動神経	6
結合セット	157
肩甲胸郭関節	81,85
肩甲上腕関節	81
肩甲上腕リズム	90
肩甲帯	81,87
肩甲帯の筋	87
肩鎖関節	81

肩鎖靱帯	84
腱作用	33
腱反射	39
腱板	94
腱板断裂	94
腱紡錘	28,39
減速期	163

こ

5指つまみ	109
コスタメア	22
コネクチン	22
コラーゲン	17
ゴルジ腱器官	39
ころがり運動	126
呼気	42
呼吸	41
呼吸運動	151
呼吸器系	41
呼吸筋	153
呼吸交換比	54
呼吸鎖	50
呼吸商	54
固定筋	33
固有感覚	37
股関節制御	174
交感神経系	37
交織密性結合組織	16
交代制の法則	161
交通静脈	13
行為	1
抗重力機構	157
抗重力筋	157
拘縮	4
後環椎後頭膜	139
後胸鎖靱帯	82
後脛骨筋	132
後根	36
後枝	36
後十字靱帯	126
後縦靱帯	141
後足部	128
構成運動	15
膠原線維	17

興奮収縮連関	23		矢状面	2
強直	4		死腔	42
骨運動学	14		至適歩行	170
骨格筋細胞	17		弛緩	33
骨間靱帯	8		姿勢	1
骨幹端動脈	5		姿勢制御	156
骨間膜	8		姿勢戦略	157
骨性胸郭	149		姿勢反射	63
骨単位	6		指節間関節	130
骨端動脈	5		指腹つまみ	109
骨膜神経	6		歯尖靱帯	140
骨膜動脈	5		歯突起	140
骨梁	7		自己抑制	39
			自由下肢骨	112
さ			自由度	3
3指つまみ	109		自律神経系	37
サイズの原理	29		軸索	34, 36
作業能率	161		失調症	62
鎖骨間靱帯	82		失調性歩行	172
坐骨	112		質量中心	155
坐骨大腿靱帯	118		車軸関節	2, 11
再分極	25		斜角筋症候群	145
細胞	5		手関節	106
細胞外マトリックス	23		手根間関節	105
細胞呼吸	41		手根中手関節	106
細胞体	34		手内在筋優位の手	110
最大酸素摂取量	65		手内在筋劣位の手	110
三角靱帯	131		主観的運動強度	54
酸化的リン酸化	50		主動筋	32
酸素消費量	50		樹状突起	34
酸素摂取量	51		舟状骨	127
酸素脈	54		終末回旋運動	126
酸素輸送機構	47		習慣的機能の転倒	33
残気量	42		柔軟性	59
			重心	155
し			重心線	155, 157
シナプス	34		重心動揺計	64
シナプス小胞	23		重複歩距離	164
シュワン細胞	36		瞬発力	58
ショパール関節	130		循環回路	44
ジャコブ線	114		小指外転筋	135
しまりの位置	15		小静脈	44
支持細胞	34		小柱	7
矢状軸	2		小殿筋	119, 122

小動脈	44	生理的コスト指数	54
踵骨	127	生理的弯曲	157
踵接地	163	静止性収縮	30
踵離地	163	静的バランス	64
硝子軟骨結合	8	脊髄	35
上気道	41	脊髄後索障害	62
上双子筋	122	脊髄反射機構	37
上橈尺関節	98	脊柱	138
上腕二頭筋の不安定性	92	脊柱側弯症	146
心臓血管系	44	仙骨角	113
心肺持久力	65	尖足歩行	172
伸張反射	39	浅筋膜	16
伸展	2	線維軟骨結合	8
身体重心	173, 174	全身持久力	65
身体動揺	157	全身性姿勢反応	38
神経	36	全肺気量	43
神経筋接合部	23	前環椎後頭膜	139
神経筋単位	26	前額軸	2
神経細胞	34	前額面	2
神経支配比	26	前胸鎖靱帯	82
神経受容器	14	前脛骨筋	132
神経節	36	前根	36
神経線維鞘	36	前枝	36
神経叢	36	前十字靱帯	126
真皮	15	前縦靱帯	141
深筋膜	16	前足部	128
深部感覚	37	前捻角	116
靱帯	11	**そ**	
靱帯結合	8	走行	163
靱帯縫合	8	相動性収縮	32
す		相反性神経支配	39
スカルパ三角	114	相反性抑制	39
スケルミン	22	臓性感覚性線維	37
ストライド長	164	臓性神経系	37
スワンネック変形	110	足圧中心	173, 174, 176
すべり運動	126	足関節制御	174
水平面	2	足根中足関節	130
垂直軸	2	足指離地	163
錘内筋線維	38	足底接地	163
随意筋	17	速筋線維	28
せ		**た**	
正確にぎり	109	タイチン	22

立ち直り反射	63
多軸関節	2
楕円関節	11
代謝	47
代謝当量	54
体位	1,159
体循環	44
体性神経系	36
体節性姿勢反応	38
大腿筋膜張筋	119,122
大腿脛骨角	124
大腿脛骨関節	124
大腿骨頭靱帯	117
大腿膝蓋関節	124
大腿直筋	127
大腿二頭筋	126
大腿二頭筋長頭	119,121
大腿方形筋	122
大殿筋	119,122
第3腓骨	132
脱分極	23
単シナプス反射	39
短指屈筋	135
短指伸筋	135
短腓骨筋	132
弾性線維	17

ち

知覚線維	28
恥骨	112
恥骨大腿靱帯	117
遅筋線維	28
緻密質	5
力強い握り	109
中間広筋	127
中枢神経系	35
中節骨	128
中足骨	128
中足指節関節	130
中足部	128
中殿筋	119,122
中和筋	33
長指屈筋	132,135
長指伸筋	132,135

長腓骨筋	132
長母指屈筋	132,135
長母指伸筋	132,135
腸骨	112
腸骨大腿靱帯	118
腸腰筋腱	119
蝶番関節	2,11
直接熱量計測法	51

つ・て

つかみ	109
つまみ	109
槌指	110
墜落性跛行	172
テコ	73,74,75
デスミン	22
定常状態	51
底側骨間筋	135

と

トーヌス	33
トリカルボン酸回路	50
トロポニンI	22
トロポニンC	22,25
トロポニンT	22
トロポニン複合体	22
トロポミオシン	22
ドロップアームテスト	94
徒手筋力検査法	55
等角速度性	55
等角速度性筋力測定器	56
等尺性運動	55
等尺性収縮	31
等速度性	55
等張性運動	55
等張性収縮	31
逃避性歩行	172
疼痛性歩行	172
橈骨手根関節	105
同時収縮	32
同時定着時期	163
動員	28
動筋	32
動作	1

動的バランス	64	半月	10,124
凸の法則	15	半膜様筋	119,122,126

な行

内筋周膜	19
内呼吸	41
内骨膜	5
内旋	2
内側広筋	127
内側縦アーチ	136
内側側副靱帯	98
内転	2
内転筋群	119
内転歩行	171
内閉鎖筋	122
2軸性関節	2
II群線維	38
ニューロン	34
乳酸	65
乳酸シャトル	49
乳酸性機構	48
ネブリン	22
熱量代謝	47,50
脳	35

は

パーキンソン病歩行	172
バイオフィードバック	61,63
バイオメカニクス	69
ハバース管	5
ハムストリングス	116,126
はさみ足歩行	171
馬尾	36
背側骨間筋	135
肺活量	43
肺気量	42
肺呼吸	41
肺循環	44,45
反射	37
反射回路	39
反応開始時間	60
反応時間	59
半関節	3
半腱様筋	119,122,126

ひ

ヒラメ筋	132
ヒルトンの法則	14
皮質	5
皮膚	15
非対称性の法則	161
非乳酸性機構	47
腓骨	127
腓腹筋	132
表皮	15
敏捷性	59

ふ

フィラメント滑走	25
フォースカップル	33
フォルクマン管	5
不動結合	8
不良姿勢	159
副運動	15
副交感神経系	37
腹式呼吸	42
分時換気量	42
分時呼吸量	42
分回し歩行	171

へ

ヘリング・ブロイアー反射	43
平衡運動反射	63
平衡性	63
平衡反応	63
平面関節	3,12
閉鎖式測定法	51

ほ

ボタン穴変形	110
歩隔	164
歩行	163
歩行周期	163
歩行速度	164
歩行能率	170
歩行比不変則	165

歩行率	164
歩幅	164
歩容	163
補助動筋	32
母指外転筋	135
母指内転筋	135

ま行

末梢神経系	35
末節骨	128
ミエリン鞘	34,36
ミオシン	22
ミオシンフィラメント	20,22
無酸素性エネルギー	65
無酸素性機構	47
無酸素性作業閾値	54,66
明帯	20
酩酊歩行	172
モーメント	72,73,75,76
毛細血管	28,44
毛細血管網	45

ゆ

ゆるみの位置	15
有酸素性エネルギー	65
有酸素性運動	51
有酸素性機構	49
遊脚相	163
遊脚中期	163
床反力	168,175,176
指先つまみ	109

よ

よい姿勢	159
予備吸気量	42
予備呼気量	42
腰仙角	113
腰椎間板ヘルニア	148
腰部の筋	148
翼状肩甲	92
翼状靭帯	140
横アーチ	136

ら行

ラセン関節	2
リスフラン関節	130
リバースアクション	33
リン酸	25,47
梨状筋	122
立脚相	163
立脚中期	163
立方骨	127
両脚支持期	163
両足圧中心	157
レベリングオフ	66
連合作用	33
ローザー ネラトン線	114
ローテータカフ	94
ローマン反応	48
ロンベルグ指数	159
肋横突関節	150
肋骨頭関節	150
肋鎖症候群	145
肋椎関節	150

わ

鷲手	111
悪い姿勢	159
腕尺関節	98
腕橈関節	98

A

$\alpha-\gamma$ 連関	40
α アクチニン	22
α 運動ニューロン	26
A 帯	20
ACh	23
ADP	25,47
agonist	32
anaerobic threshold	54
aneobic threshold	66
antagonist	32
antigravity mechanism	157
antigravity muscle	157
AT	54,66
ATP	23,47

attitude	159

B

β 運動ニューロン	39
BABI	54
bad posture	159
beats above baseline index	54
body sway	157

C

C 蛋白質	22
center of feet pressure	157
center of gravity	155
central nervous system	35
close packed position	15
CNS	35
co-contraction	32
CoA 化	49
Cobb 法	146
concentric contraction	31
CP	47
CP 分解	47
cross-bridge	25

E

eccentric contraction	31

F

fast twitch fiber	28
fast-twitch fatiguable	28
fast-twitch fatigue resistant	28
fast-twitch glycolytic fiber	28
fast-twitch oxidative glycolytic fiber	28
FF	28
FG 線維	28
fixator	33
FNS テスト	148
FOG 線維	28
force-couples	33
FR	28
FT	28
FTa	28
FTb	28

G

γ 運動ニューロン	39
G - アクチン	22
good posture	159
grip	109

H・I・J

H 帯	20
I 帯	20
isolytic contraction	31
isometric contraction	31
isotonic contraction	31
joint play	15

K・L・M

Krebs 回路	50
lactate shuttle	49
loose packed position	15
LT	54
M 線	22
M 蛋白質	22
MET	54
metabolic equivalent	54
MMT	55
movement time	60
MT	60
muscular pump	44

N・O・P

neutralizer	33
O_2 - Pulse	54
PCI	54
peripheral nervous system	35
phasic contraction	32
physiological cost index	54
Pi	25,47
pinch	109
PMT	60
PNS	35
poor posture	159
position	159
postural control	156
pre-motor time	60

R

R	54
range of motion	59
rate of perceived exertion	54
recruitment	28
reflex	37
relative metabolic rate	52
relaxation	33
reverse of customary function	33
reversed action	33
RMR	52
rolling	126
ROM	59
RPE	54
RQ	54

S

S	28
shunt muscle	103
sliding	126
slow-twitch	28
slow-twitch fiber	28
slow-twitch oxidative fiber	28
SLRテスト	148
SO 線維	28
spurt muscle	103
ST	28
stability	155
static contraction	30
synergist	33

T

TCA 回路	50
tendon action	33
threshold	54
tonic contraction	32
type I 線維	28
type II 線維	28
type IIa 線維	28
type IIb 線維	28

V・Z

V-slope 法	68
ventilatory threshold	54
$\dot{V}O_{2max}$	65
VT	54
Z 線	20
Z 帯	20
Z 盤	20

編集者略歴

丸山仁司（まるやま ひとし）

1973年	行岡リハビリテーション専門学校卒業
1973～89年	東京都養育院
	（老人医療センター，板橋ナーシングホーム，老人総合研究所）
1981年	東京理科大学工学部電気工学科卒業
1983年	東京理科大学大学院工学研究科修了
1989年	埼玉医科大学短期大学教授
1995年	国際医療福祉大学理学療法学科教授

コメディカルのための専門基礎分野テキスト

運動学 ©

発　行	2004年11月20日　初版1刷
	2011年 4月15日　初版2刷
編集者	丸山仁司
発行者	株式会社　中外医学社
	代表取締役　青木　滋

〒162-0805　東京都新宿区矢来町62
電　話　03-3268-2701（代）
振替口座　00190-1-98814番

組版／（株）あすか企画　　〈KO・SH〉
印刷・製本／三報社印刷（株）　Printed in Japan

JCOPY ＜（社）出版者著作権管理機構 委託出版物＞

本書の無断複写は著作権法上での例外を除き禁じられています．複写される場合は，そのつど事前に，（社）出版者著作権管理機構（電話 03-3513-6969, FAX 03-3513-6979, e-mail: info@jcopy.or.jp）の許諾を得てください．